姫野友美

成功する人は缶コーヒーを飲まない

「すべてがうまく回りだす」黄金の食習慣

講談社+α《プラスアルファ》新書

はじめに――ビジネスチャンスは〝食〟で決まる

『たったひとつの習慣で変わる』『これをマスターすれば成功できる』といった、ビジネスのハウツー本は多い。自分を変えたいと意気込みながら読み、内容に感銘を受けて前向きな気持ちになると、何となくできそうな気がしてくるのだが、けっきょくうまく行かなくて時間だけが過ぎていないだろうか。

たしかに成功した人が実践したテクニックなのだから、言われた通りにやればできるのかもしれない。しかし実際にやれるかどうかの境目にあるもの、成功をつかめるかどうかを分けるものが「精神論」であるならば、誰にでもできるというわけにはいかない。

「さあ、やるぞ！」と気持ちを高めて、それを最後まで維持できなければ、成功へのレースを走り切ることは難しいからだ。

このような精神論を実践できて、なおかつ成功をつかめる人というのは、じつは非常に〝燃費のよい体〟を持っている。燃費のよい車ならば1リットルのガソリンでレースを完走できるが、燃費が悪い車はガス欠を起こして途中でリタイア。この違いと考えればわかりやすいだろう。

では一体、燃費の違いはどこにあるのか。それは体のなかの酵素の形の違いにある。

人それぞれ体格や顔つきが違うように、私たちの体内の酵素の働き方には個人差があり、結合部位にわずかな違いがあるだけで、同じ機能を発揮するために40倍もの差が生まれてしまうこともある。

同じ食事をしているのに精力的に仕事のできるAさんと、すぐ集中力が切れて疲れやすいBさんがいるのは、酵素の働き方が違うから。これは太りやすい人と太りにくい人の違いと似ている。つまり、いつもあと一歩届かなくて悔しい思いをするのは、けっしてあなたの能力だけに問題があるわけではない。生まれたときから決まっている、遺伝的素因に左右されている部分も大きいのだ。

だからといって諦める必要はまったくない。酵素の働きは食べものから取った栄養素が原料となり、また酵素を活性化させるのも栄養素。つまり**1リットルで足りないのであれば、それに見合うガソリン＝栄養素を入れてレースを走ればいいだけだ。**

栄養素を入れる方法、それは何を食べるかということ。あなたのガソリンステーションは「食事」であることを思い出してほしい。食を疎《おろそ》かにしていると仕事に必要な栄養素を摂《と》れていないのだから、いつまで経っても変わらない。これはあなただけではない。同僚や部下、もしかしたら上司もまちがった給油で「ガス欠直前状態」かもしれないのだ。

普通のサラリーマンが、ビル・ゲイツ氏や孫正義氏のように燃費よく仕事ができるかといえば、答えは「ノー」だ。だが、よい栄養素を入れることで、近づくことはできる。酵素の機能が最大限に引き出されたとき、あなたの能力がどこまで伸びるのか、その展望は無限大に広がっているのだ。

バリバリ仕事ができるスタミナをつけるために、集中力を継続させるために、あなたの身体機能を最大限に発揮させる食べ方をしてみよう。それだけで今まで足りなかった部分を、可能な限り埋めることができる。**努力や根性だけでは埋めることができなかった差を縮める方法は、実は、簡単なことなのだ。食事を変えればいいだけである。**

本書には、精神論だけでは伸ばすことができなかったあなたの能力を、手軽に高めるヒントがたくさん詰まっている。自分の食生活のなかで取り入れやすいものから、まずひとつ実践してみてほしい。何か新しい習慣を加えて実践するのは難しいが、毎日食べているものを燃費アップに役立つ内容に置き換えたり、積極的に食べたりするだけでいい。

たとえば間食にスイーツやスナック菓子を食べるのをやめて、チーズやナッツを食べる、ランチは肉や魚、豆腐などタンパク質を多く食べるといった具合だ。

まずは1ヵ月続けてみてほしい。

燃費の差がうまったとき、あなたが変身できる瞬間がやってくる。栄養素が変身のスイッチを入れて、頭脳を働かせる武器や戦闘スーツとなり、やる気や困難に打ち克つ考え方などでは越えられなかった精神論の限界を、ラクラクと飛び越えていけるだろう。

あなたはいまからでも「スーパービジネスマン」に変身できるのだ。

◉目次

第2章　トップセールスマンにはなぜ「肉食系男子」が多いのか？
——仕事ができる人の「食の常識」

第3章　デキる男は女性上司の扱いもうまい!?――コミュニケーションの処方箋

第4章　仕事ストレスに負けない心と体づくり——成功を導く黄金の食習慣

第1章　なぜ、あの社員は職場で居眠りばかりするのか？

——食生活が出世を決める

缶コーヒーで社員が居眠りをする!?

ビジネスマンは缶コーヒーが大好きである。出勤途中に駅で飲み、仕事中はデスクのパソコンの横に置き、会議中や残業時の眠気覚ましにまた缶コーヒーを買う。

私がいちばん気になるのが、朝食抜きで出勤して朝ごはんがわりに缶コーヒーを飲み、「さあ、やるぞ！」と気合を入れたつもりになっている人たちだ。飲めば「気分転換になる」「元気が出る気がする」「頭がすっきりする」と思い込んで、自動販売機やコンビニに向かうようだが、その元気は長続きしただろうか？

コーヒーを飲んでいるにもかかわらず、しかもまだ午前中だというのに、頭がぼんやりするという不思議な経験をしていないだろうか？

そんなときまた缶コーヒーがほしくなったり、甘いお菓子を食べたくなったりしてデスクでソワソワしているとしたら要注意だ。コーヒーに含まれるカフェインには交感神経を刺激する覚醒《かくせい》作用があるため、眠気を覚ましたり、倦怠《けんたい》感を取り除き集中力をアップさせたりする働きがある。しかし缶コーヒーではその効果は持続性がなく、一瞬で終わってしまう。それはなぜか。理由は〝砂糖〟が多く含まれているからだ。

缶コーヒーに含まれている原材料表示をよく見てほしい。「無糖」や「砂糖不使用」の缶コーヒー以外のほとんどの商品には、砂糖が入っている。通常原材料表示は含まれている量の多い順に書いてあるのだが、その表示は「コーヒー　牛乳　砂糖」または「牛乳　砂糖　コーヒー」という順番がほとんどで、いかにたくさんの砂糖が入っているかがわかる。「微糖」「甘さすっきり」という表示にだまされてはいけない。

実は砂糖こそ、眠気を誘う犯人だ。そのメカニズムを説明しよう。

砂糖は体に吸収されやすい糖質のため、血糖値が一気に上がる。急速に血糖値が上がると、体はそれを下げるために膵臓《すいぞう》からインスリンというホルモンを出すが、今度は血糖値が下がりすぎてしまう。本来血糖値はゆっくり上がってゆっくり下がるようになっているが、缶コーヒーに含まれる砂糖によって一気に上がって一気に下がるという、不安定極まりない状態に陥ってしまう。

実は血糖値が下がるということは、脳にエネルギー源のひとつであるブドウ糖が供給されないということを示している。この血糖値が下がるときこそ、吸い込まれるような眠気に襲われる瞬間だ。眠気、だるさ、集中力の低下を回避するために缶コーヒーを飲んだはずなのに、一瞬だけ元気になるがその後かえって強い眠気がやってくるという、理不尽極まりない目に遭ってしまうのだ。後ほど説明をするがこれは「低血糖症」という症状の表れで、うつ病やパニック障害も、これが大きな要因となっている。

眠気を飛ばすために缶コーヒーを飲む→しばらくすると頭がぼんやりしてきたのでまた缶コーヒーを飲む、という悪循環にはまってしまうとそのうち血糖値の反応が緩慢になり、いくら缶コーヒーに含まれる砂糖を摂っても血糖値が上がらない状態になってしまう。これを無反応性低血糖症といい、いつも頭がぼーっとしたままで無気力、集中力ゼロのダメ社員ができ上がる。仕事の能率を上げるために缶コーヒーを飲むのなら、砂糖の入っていない種類を選ぶこと。デスクでよく居眠りしている社員がいれば、缶コーヒーの原材料表示をチェックしてみよう。

低血糖症は血糖調節の異常

この症状は、缶コーヒーに限ったことではない。

低血糖症とは、糖尿病で血糖値を下げる治療を受けている人が、薬が効きすぎて起きる低血糖とはメカニズムが違うので区別しておきたい。血糖値とは血液中のブドウ糖の濃度のことで、健康な人の脳はブドウ糖が安定供給されているため、濃度が一定に保たれている。図表1のグラフの正常な人の血糖値の流れを見るとわかるように、糖を摂ると血糖値は少しずつ上がり徐々に下がりながら元の濃度に戻っている。一方低血糖症になると、まるでジェットコースターのように、急上昇したあとに急降下していることがわかる。

缶コーヒーに限らず、菓子パン、和菓子やケーキなどのスイーツ、スナック菓子、せんべい、

図表１　低血糖症ってなに？

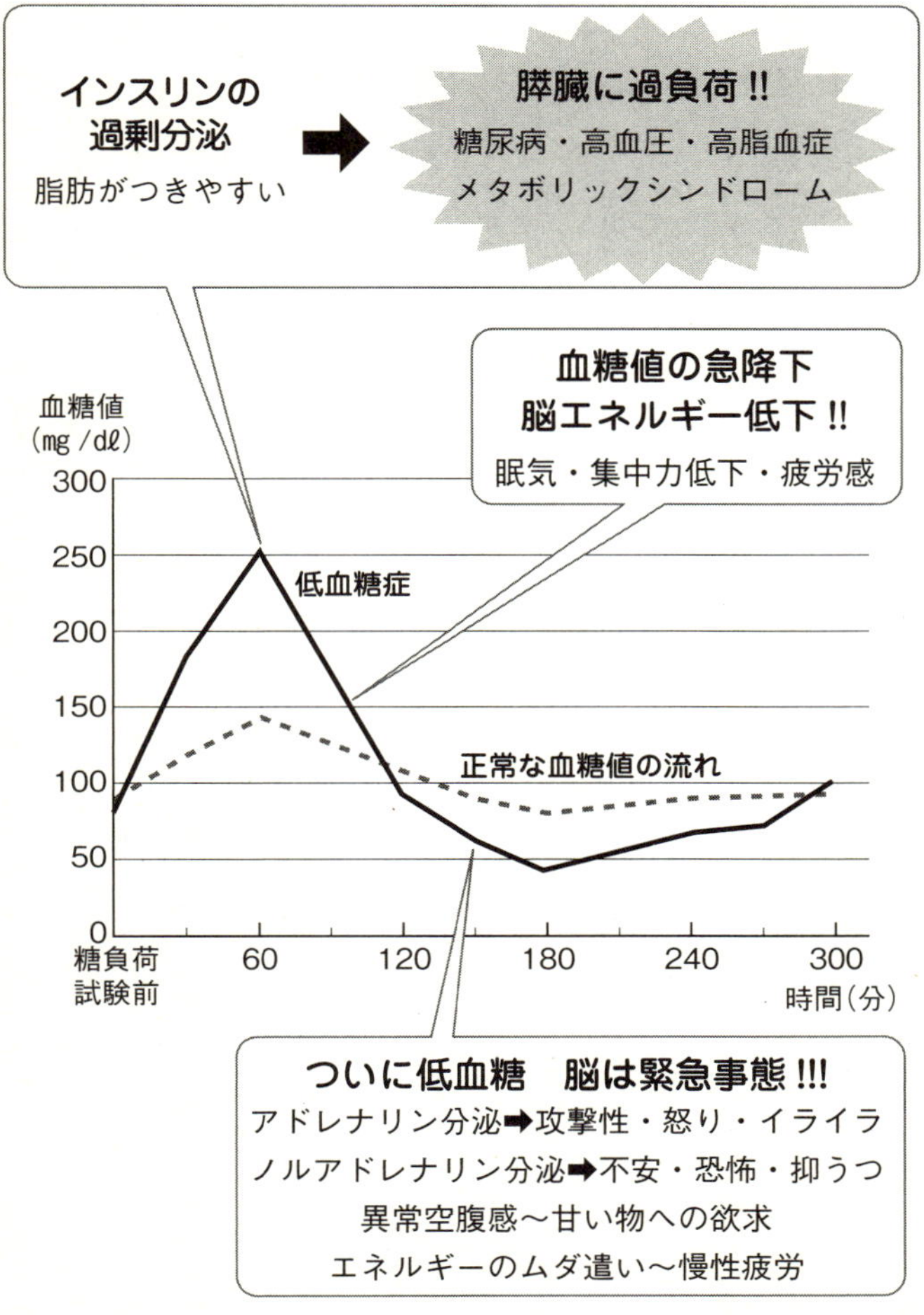
インスリンの
過剰分泌
脂肪がつきやすい
膵臓に過負荷!!
糖尿病・高血圧・高脂血症
メタボリックシンドローム
血糖値の急降下
脳エネルギー低下!!
眠気・集中力低下・疲労感
血糖値
(mg/dℓ)
300
250
200
150
100
50
0
低血糖症
正常な血糖値の流れ
糖負荷
試験前
60
120
180
240
300
時間(分)
ついに低血糖　脳は緊急事態!!!
アドレナリン分泌➡攻撃性・怒り・イライラ
ノルアドレナリン分泌➡不安・恐怖・抑うつ
異常空腹感〜甘い物への欲求
エネルギーのムダ遣い〜慢性疲労

白米、ラーメン、うどんなど精製された糖質の摂りすぎは、血糖値を急激に上昇させ、膵臓からインスリンを分泌して血糖値を下げるように働く。このとき眠気や倦怠感が起きるわけだが、急激に血糖値が下がると脳にブドウ糖が供給されなくなるため、脳は緊急事態と判断して慌てて血糖値を上げようとする。そこで脳内では、血糖値を上げるホルモンのアドレナリン、ノルアドレナリンを分泌して血糖値を上げようとする。本来ならば安定供給されるはずのブドウ糖の供給が不安定になるため、糖を摂っていても脳でエネルギーとして利用されないという不思議な現象が起きてしまう。

　つまり低血糖症とは、食事の摂り方、内容が糖質に偏《かたよ》っているために、血糖の調節がうまくできなくなってしまう状態のことなのだ。

　しかも低血糖症でアドレナリンやノルアドレナリンが分泌されると、さまざまな精神症状が表れる。アドレナリンはイライラや怒り、攻撃性を高め、ノルアドレナリンは不安、恐怖、抑うつ気分が強くなりやすい。集中力が切れて落ち着かなくなったり、不安になってグルグル考えたりするのは、アドレナリンやノルアドレナリンの作用によるものと説明がつく。しかもこれらの不安定な気持ちを落ち着かせようと甘い物への欲求も高まるが、食べてもまたインスリンが分泌されて血糖値の乱高下をくり返すだけで、安定とはほど遠い状態になる。第2章で詳しく述べるが、**甘い物を食べてもその満足感には持続性がない。つまり血糖値がアップダウンして、心と体**

図表2-1 正常値と低血糖症の違い(ジェットコースター型)

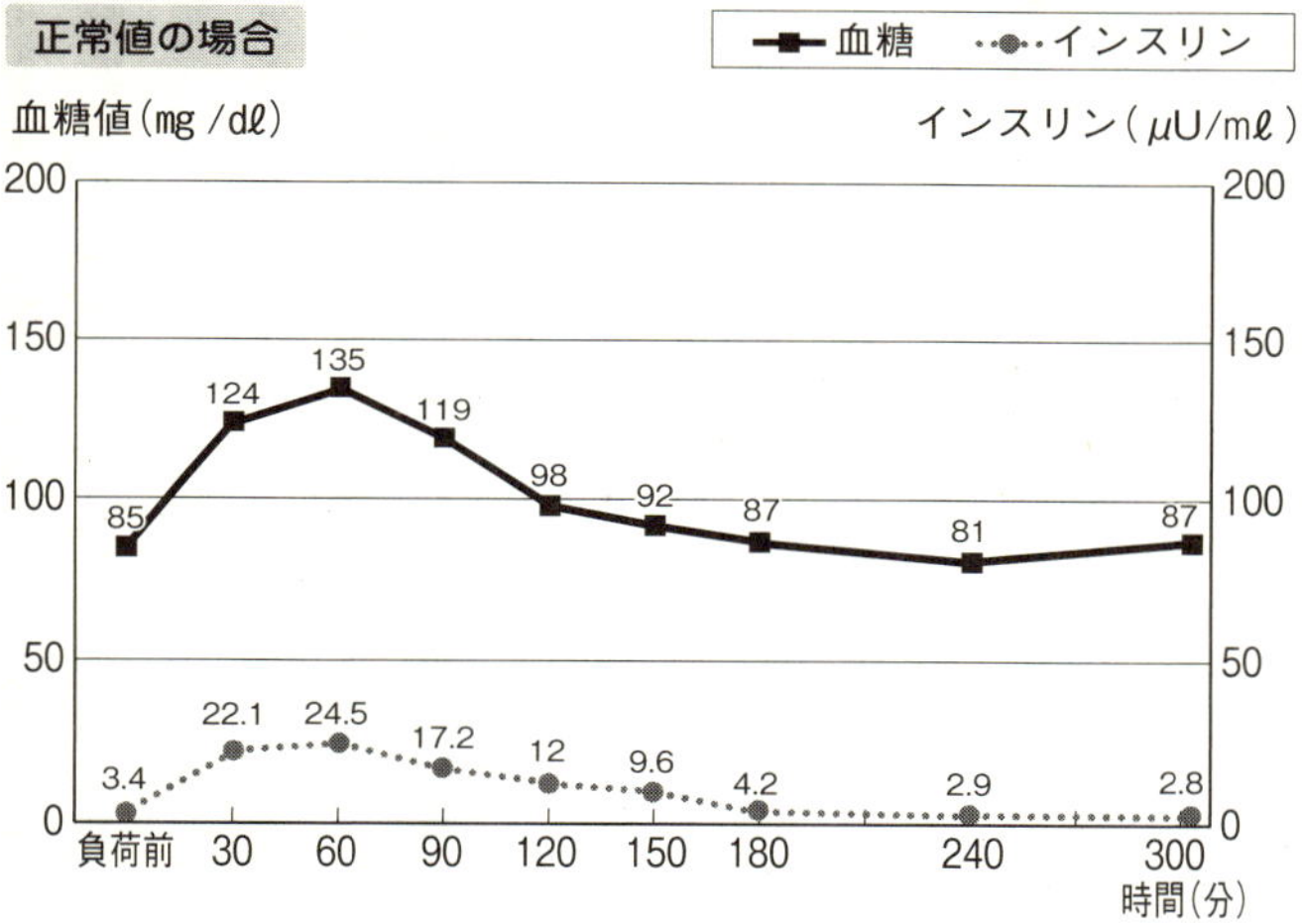

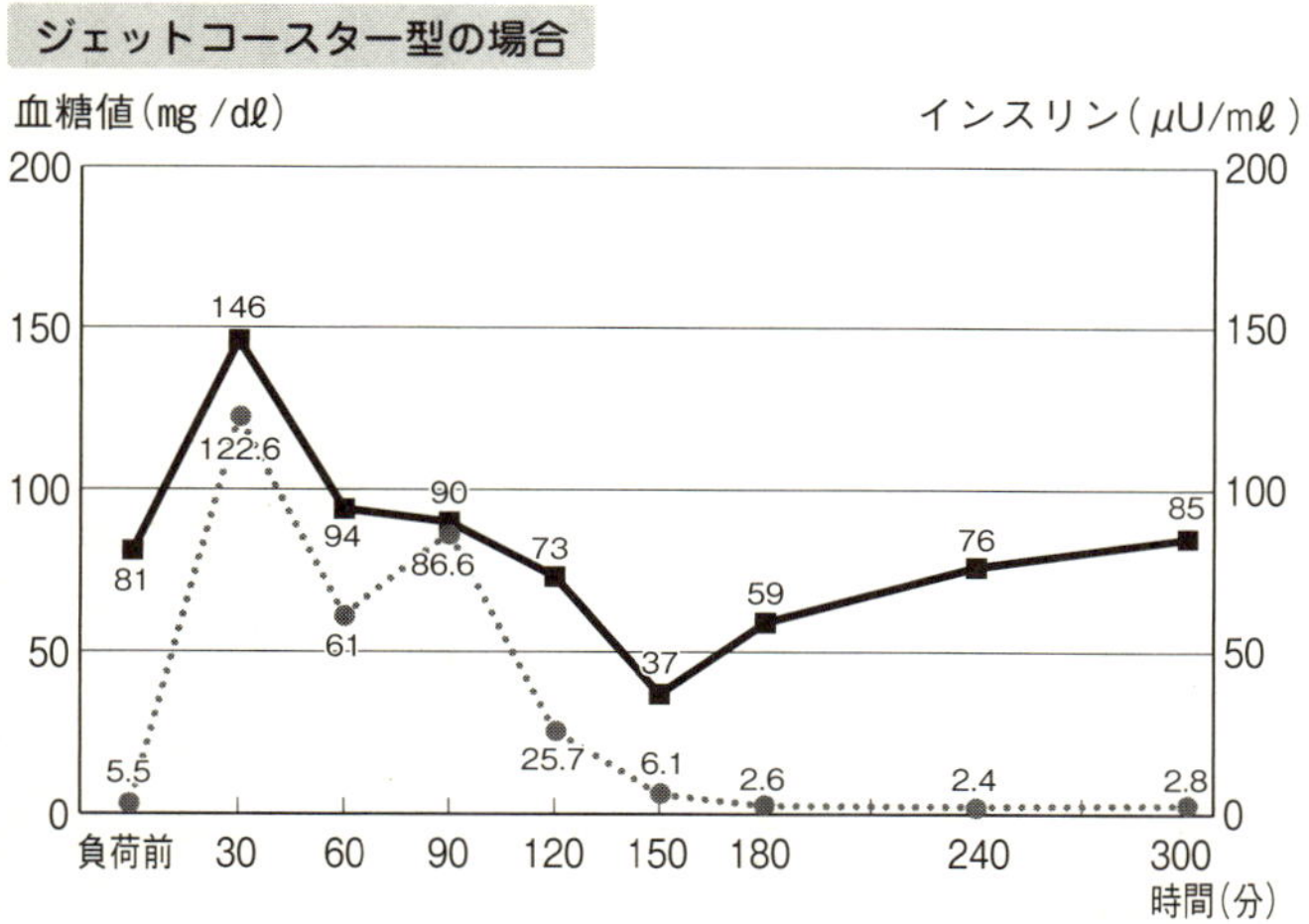

に悪影響を与えてしまうだけなのだ。

実は低血糖症における血糖値のアップダウンには、次のようにいくつかパターンがある。

・ジェットコースター型

食後に急激に血糖値が上がり、その後急激に下がる。日中に眠気がある、めまい、ふらつき、失神感などのほか、手の震えや急激な発汗が見られることもある、不安感や気分の落ち込みを訴えることも多い。

・ジグザグ型

血糖値が文字通りジグザグにアップダウンをくり返すため、気分の変化も反応して乱高下する。感情が不安定になるため、イライラしやすくなる。電車の中などで呼吸困難を起こすこともあり、パニック発作と似た症状が起きやすい。

・無反応型

食事を摂っても血糖値の上昇と下降がなく、脳にエネルギーが届いていない。疲労感が強くいつも体がだるい、朝起きられない、思考力の低下、物忘れなどの症状が出やすくなる。

いくら缶コーヒーを飲んでも、チョコレートや和菓子をつまんでも、やる気や集中力が続かないのは血糖調節異常が起きているからと早く気づいてほしい。

図表 2-2 正常値と低血糖症の違い（ジグザグ型・無反応型）

※正常値は 17 ページ参照

ジグザグ型の場合

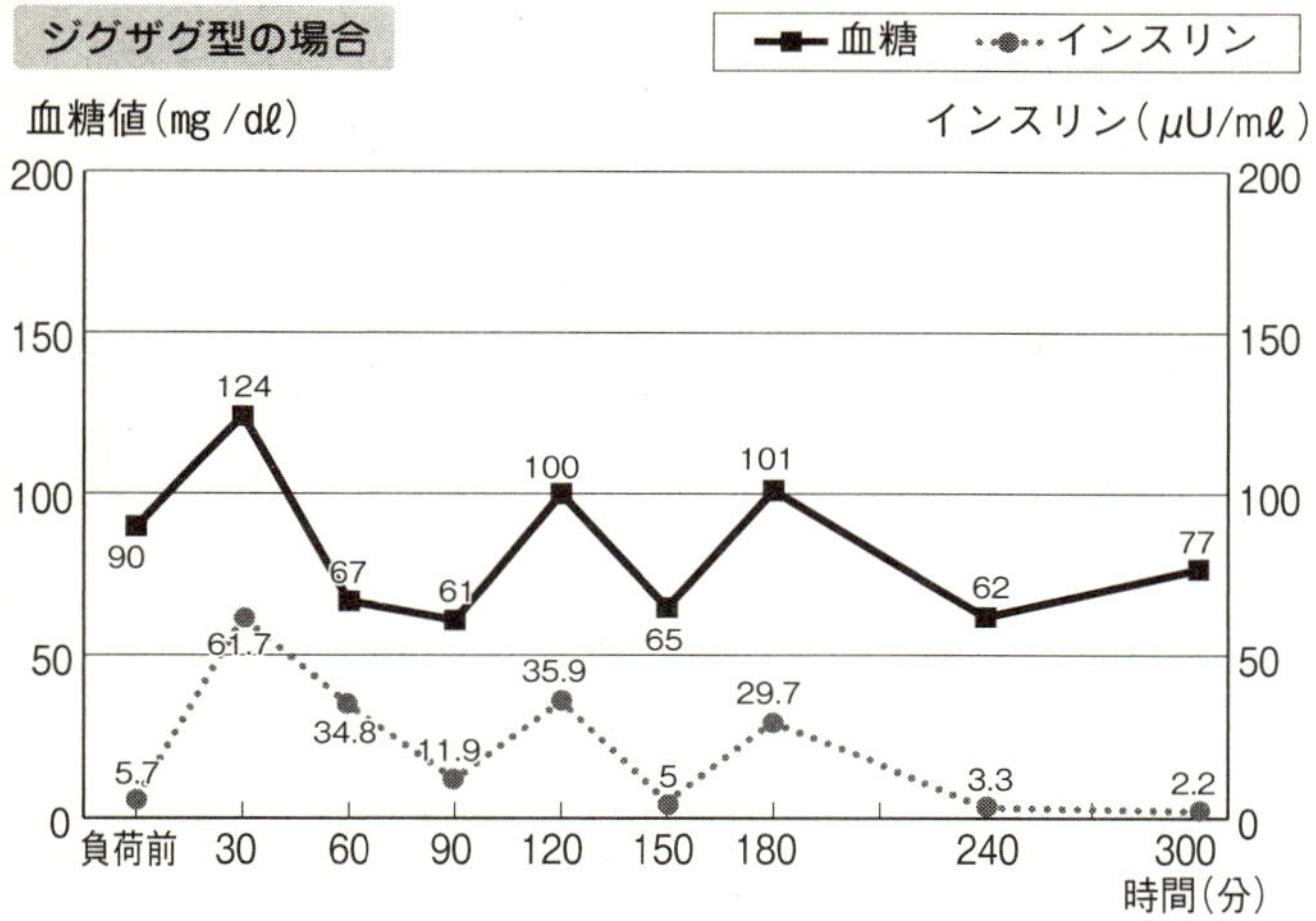

無反応型の場合

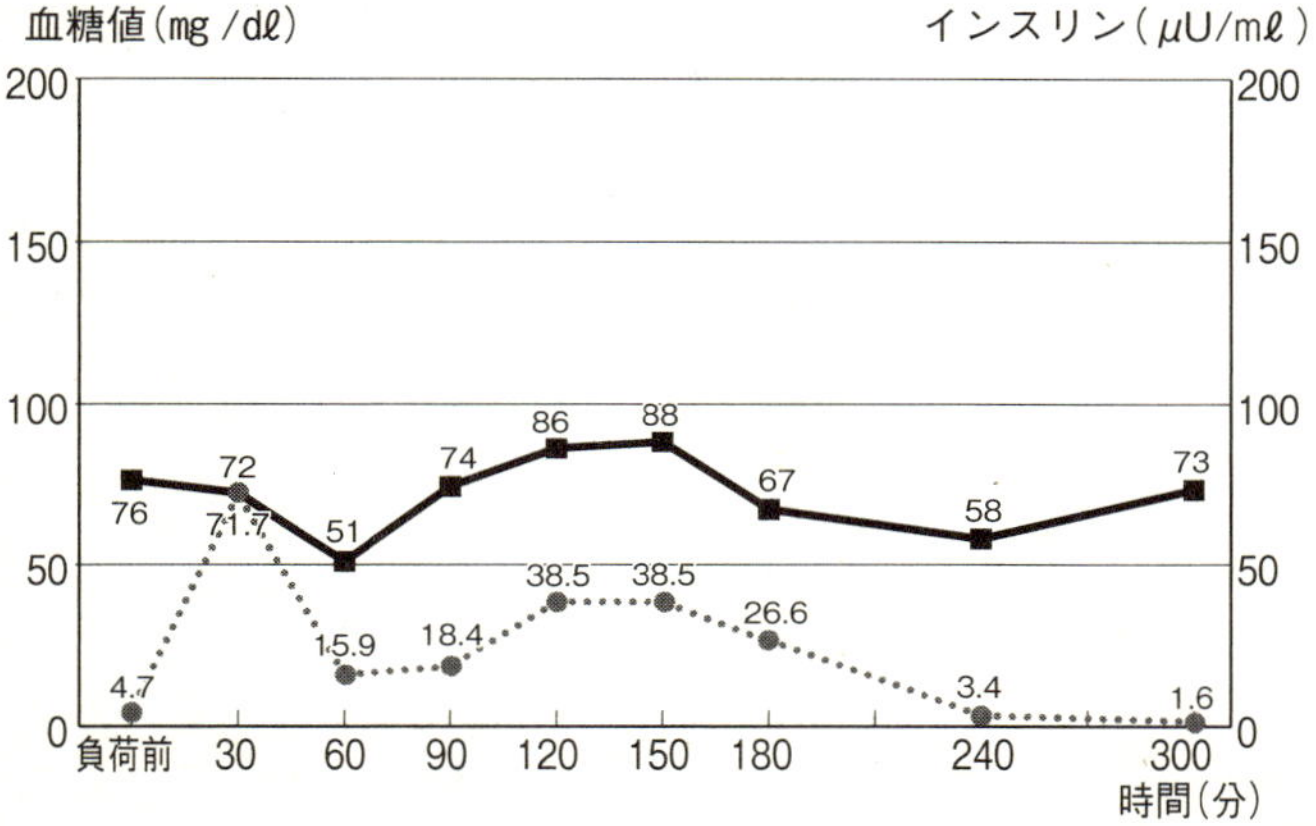

精神疾患の背後に潜む低血糖症

私のクリニックに精神症状を訴えて受診した患者さん400人のうち、396人が低血糖症だったという衝撃的なデータがある。

問診によると主な症状は抑うつ感、不安感、イライラ感などのほか、息苦しさ、めまい、動《どう》悸《き》、手の震えといった身体症状がセットになっていることが多い。これらの症状はパニック障害によく似ている。しかも別のクリニックでパニック障害と診断されて治療を受けていたが、なかなかよくならないと不安になり、相談にきた患者さんもいた。

パニック障害で起きる動悸や震え、息苦しさや強い恐怖感といった症状をパニック発作というが、長年その原因は不明とされてきた。しかし考えてみてほしい。心身に症状として表れているのに理由がないというのは、医学が科学である以上おかしな話ではないだろうか。症状があるなら必ず原因があるはずだ。

そこで私は病気の原因のひとつに低血糖症が関わっている可能性が高いと推測し、こういった症状を訴える患者さんに血糖調節のバランスを調べる糖負荷試験を行うことにした。そうしたところ、血糖調節が正常な人は400人中たった4人しかいなかったという結果が出たのだ。

このデータから見えてきたのは、低血糖症によるノルアドレナリンの分泌とパニック発作が関係しているということだ。低血糖症が起こると急激に下がった血糖値を上げようとノルアドレナリンが分泌されるが、このとき不安感や恐怖感といった精神症状を引き起こす。つまりパニック発作が起きる前には血糖値の低下があり、またパニック障害の患者さんの中には低血糖症になっている人がかなりの確率で紛れているといえよう。クリニックの患者さんで、低血糖症によるパニック障害から回復した男性の体験談を紹介しよう。

会社に行けない理由は砂糖だった

ＩＴ関連の会社の社長であり、自身もシステムエンジニアとして働くＡさん（40歳・男性）は、パニック障害に悩まされていた。朝起きるといつも体が重だるく、会社に行くのが憂鬱でたまらなかったそうだ。通勤電車に乗ると動悸、めまい、息切れが起きるため会社を休むことが多くなり、別のクリニックで発作を抑《おさ》える薬を処方してもらっていた。薬を飲むと症状は和らぐが、忙しくなったり緊張したりするとまた発作が起きるということをくり返しており、「どうして薬が効かないのだろう？」「まだ40代なのに、一生薬を手放せなくなるのでは？」「このままでは、せっかく作った会社を潰《つぶ》してしまう……」と日に日に不安感がつのるばかりだった。

Ａさんは不安になると、気分を落ち着かせるために缶コーヒーを1日3〜5本も飲んでいたという。しかも朝はキャンディを口にしないと落ち着かないと自覚していた。

そこで会社に行きたくない原因や電車で発作が起きる背景には、ひょっとしたら砂糖の摂り過ぎによる低血糖症が存在するのではないかと考え、低血糖症の治療をスタートしてみることにした。

低血糖症からパニック障害が起きている患者さんは、従来のパニック障害の薬物療法ではなかなか改善しない。ノルアドレナリンなど神経伝達物質の間違った働きを薬でコントロールしても、血糖値が乱高下する糖質過多の食事をしていれば、症状を抑えることは難しいからだ。この場合、薬だけでなく食事のコントロール＝栄養療法を並行して行うことが重要となってくる。まずAさんには薬はそのままとし「砂糖を使ったものはいっさい食べない」ことを実践してもらった。どうしても甘いものが食べたくなったときは、砂糖以外の甘味料（ステビアやキシリトールなど）を使ったドリンクやキャンディを選ぶように工夫することをアドバイスした。

すると砂糖を断ってからしばらく経ったころ、心身に変化が表れてきた。Aさんは「朝起きると感じていただるさが軽くなってきた」「会社に行きたくないと思わなくなった」と話してくれたのだ。通勤電車の中で発作が起きることもなくなり、会社に無事たどり着けることが自信につながったと笑顔が見られるようにもなった。どんなに薬を飲んでも治る兆しがなかったのに、砂糖を摂らないだけで改善に向かっている。

栄養療法の権威、マイケル・レッサー博士は〝精神疾患は低血糖症の海に浮いている〟と話されている。今はまだ「眠気」「やる気が出ない」「だるい」程度の取るに足らない体調の変化と思っていても、低血糖症をそのままにしておけばいずれパニック障害やうつ病といった精神疾患を起こす時限爆弾を抱えて働いていくことになる。

また低血糖症からメタボリックシンドロームが進み、糖尿病を発症するリスクもある。時限爆弾のスイッチを切るためには、どうすればよいのだろうか。

それはいたってシンプルで誰にでもできる。**血糖調節を乱さない食事、つまり砂糖などの精製された糖質を極力避ければよいだけだ。**

現代人は国民総糖質過多

ぽっこりお腹のメタボリックシンドロームを心配して、食事のカロリーを減らしたり脂肪の多い食事を摂らなかったりしている人は多いだろう。実際、会社の健康診断でも、そのように指導されているのではないだろうか。しかし内臓脂肪を減らすために、食事から摂る脂肪だけを減らせばよいと思っているとしたら、それは大きな間違いだ。むしろ減らしたいのは糖質なのだ。

糖質はエネルギー源として重要な栄養素のひとつである。しかし摂り過ぎて余った分は中性脂肪となり、内臓脂肪として蓄積されてしまう。さらに糖質を摂り過ぎると膵臓からインスリンが大量に分泌されるが、インスリンは脂肪を蓄える働きがあるため、内臓脂肪を増やしてメタボリックシンドロームになりやすくなる。

ここに興味深いデータがある（図表3参照）。厚生労働省「国民栄養の現状」によると、1965年から糖質の摂取量が減少し脂質が増加している。これは日本の食生活が豊かになり、欧米食の肉食が増えたことが関係しているが、その後1980年から2008年まで、糖質57〜62%、脂質22〜26%、タンパク質15〜16%と、その摂取量の比率に大差はない。しかし1997年からある変化が起きている。この年を境に糖質の摂取量が増加し始め、脂質の摂取量は減少していくのだ。

さらに国民の総摂取カロリーも1975年までは増え続け2226キロカロリーまで上昇しているが、それ以後徐々に減少し、2000年には2000キロカロリーを割って、2008年には1867キロカロリーまで落ちている（図表4－1）。

1997年厚生省（現厚生労働省）は成人病の概念を変え、「生活習慣病」という呼び方を発表し、食の節制を喚起した。そして2000年には「健康日本21」を政策として立ち上げ、生活習慣病対策として、食生活の見直しを図った。つまり、脂肪を抑えて、カロリーを制御し、肥満改善のための国民の啓蒙活動にはいったのである。

ところが不思議なことに、脂質の摂取量を減らし、カロリーを抑えているにも拘らず、肥満は年々増え続けているのだ（図表4－2）。

図表３　三大栄養素の摂取熱量比率推移

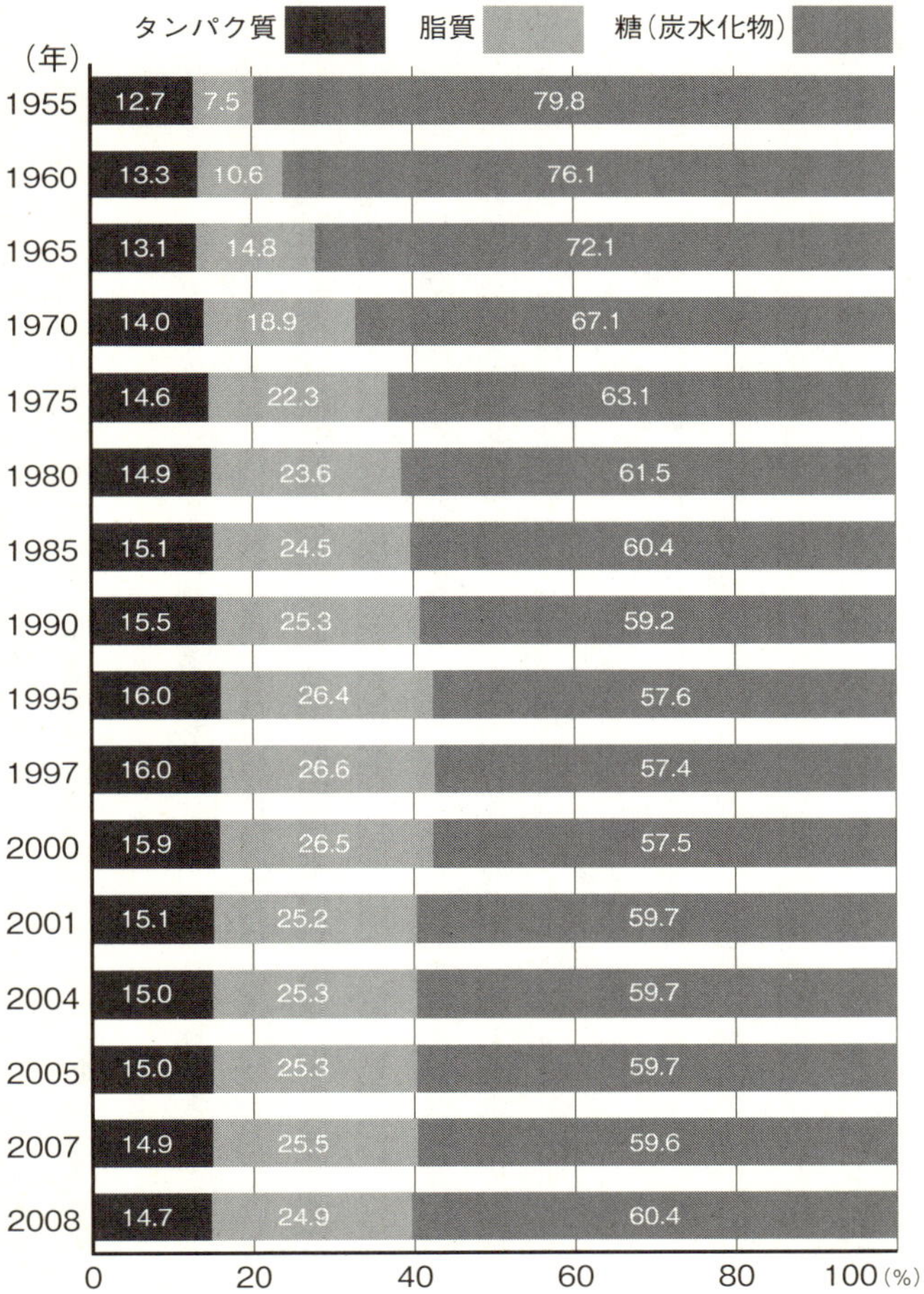

（参考：『国民栄養の現状』1981～2009年／厚生労働省）

そして、メタボリックシンドロームも糖尿病も右肩上がりに増え続けているのである。つまり、脂質を減らしてもカロリーを減らしても、メタボリックシンドロームも糖尿病も予防はできないのである。

今や40〜74歳のメタボリックシンドローム該当者は２００７年に１０７０万人に上り、予備軍９４０万人と合わせると２０１０万人。この年齢では、男性の２人に１人が「メタボ」といわれている。ということは、30代からかなりの〝プレメタボ〟も潜んでいるということである。

では、原因は何なのか、もちろん運動不足、不規則な生活、ストレスも原因として挙げられる。しかし、最も大きな原因、それは糖質過多の食生活である。といっても昔より米を食べるようになったというわけではない。食品群別摂取量の年次推移をみると、むしろ米の摂取量は年々減ってきている。増えている糖質は白米やパン・麵類など精製された糖質のほか、加工に砂糖を多く使う菓子パンやスイーツ、スナック菓子、清涼飲料水があたる。糖質をたくさん摂っているつもりがないと思っていても、意外と口にしていることに気づいてほしい。ランチはラーメンやそばだけといった麵類単品メニュー、忙しいからといっておにぎりとお茶だけでパパッとすませる。そして小腹が空けば、いただきもののまんじゅうやコンビニで買ったチョコレートをつまむ。現代人がかなり糖質に偏った食生活をしていることが、肥満、メタボリックシンドローム、糖尿病の増加を招いている原因の一つなのである。

図表 4-1 総摂取カロリーの推移

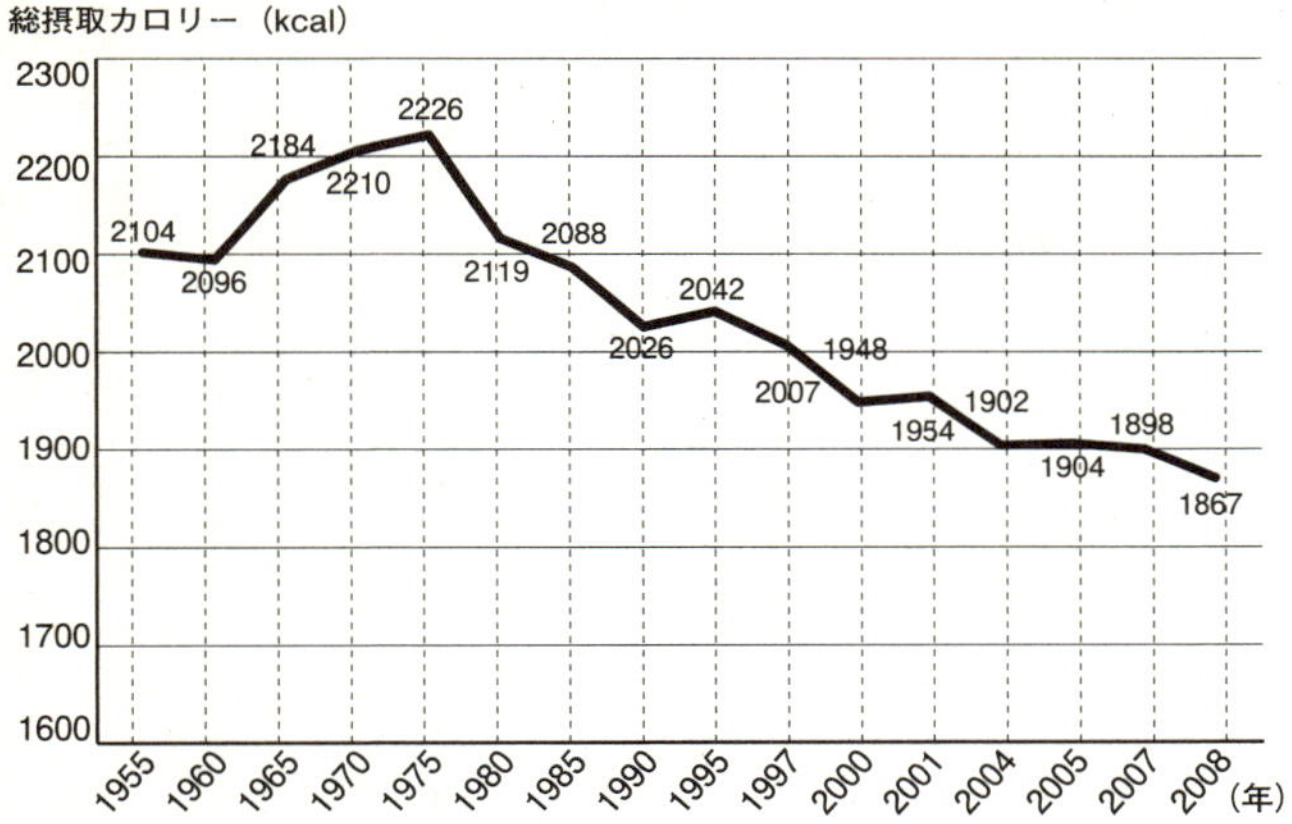

(参考:『国民栄養の現状』/厚生労働省)

図表 4-2 肥満度(BMI)25以上の肥満の割合(20歳以上)

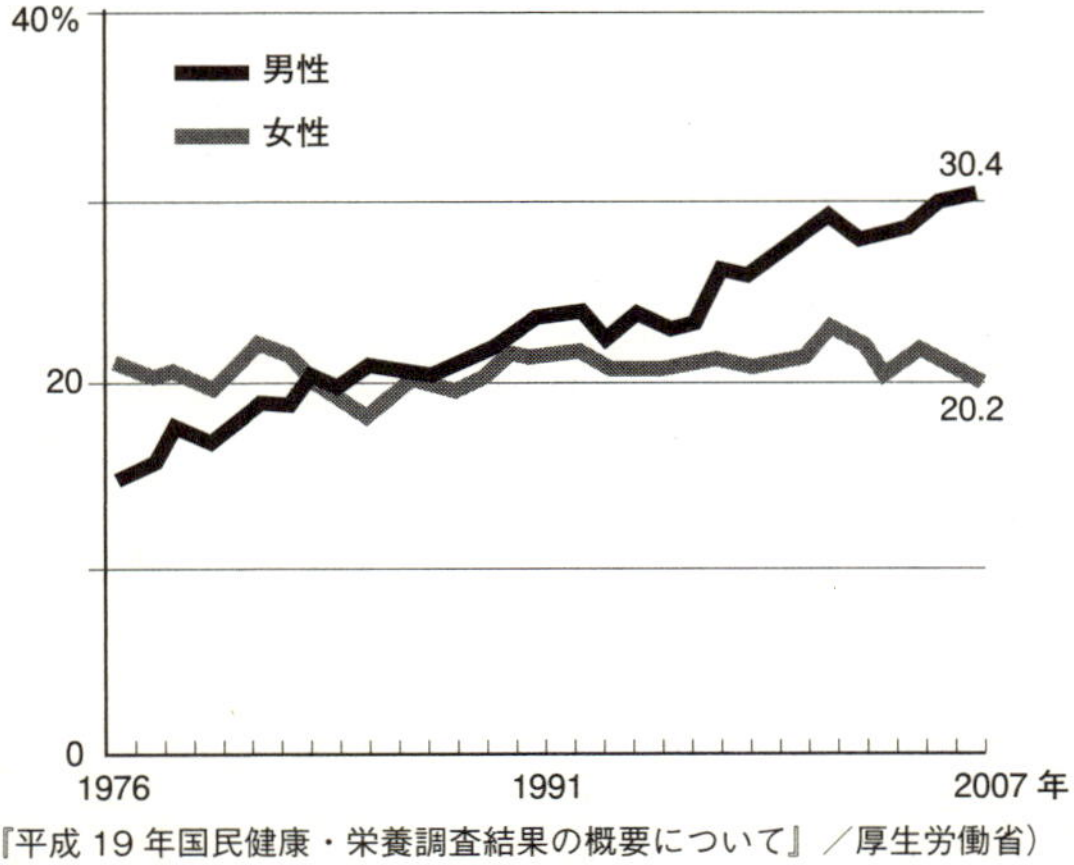

(参考:『平成 19 年国民健康・栄養調査結果の概要について』/厚生労働省)

草食系男子は日本を滅ぼす

草しか食べない草食動物は、獲物を追いかける肉食動物のようにガツガツしていないため、恋愛に関して淡白な男性を「草食系男子」と呼んで話題になっている。これを栄養学の観点から分析すると、草食系男子は〝肉（タンパク質）〟よりも米・小麦（ご飯やパン、麺類などの糖質）という〝穀類＝草〟ばかり食べているから覇気がなく、女性を追いかける気力も体力もわいてこないと説明できる。

男性らしさというのは性ホルモンのテストステロンの働きが関係しているが、テストステロンはコレステロール、つまり脂質が原料となっている。主な食材でいえばずばり「肉」だ。動物性たんぱく質に含まれる脂質を原料としてテストステロンが合成されるため、おにぎり、菓子パン、ラーメン、うどんばかり食べている草食系男子は、原料不足からテストステロン不足になっていると想像できる。活力を高めて男としてのバイタリティを生み出すテストステロンの働きが低下しているため、恋愛に対する意欲も起きないのではないだろうか。

また草食ということは、圧倒的にタンパク質の摂取量が少ないことも問題だ。食事から摂ったタンパク質は私たちの体を構成する原料となっているが、同時に脳の構成因子にもなっている。脳の乾燥重量の40％はタンパク質である。さらに、脳内神経伝達物質の原料もタンパク質である。神経伝達物質はタンパク質が分解されてできるアミノ酸から合成されるが、合成過程でビタミンやミネラルが補酵素、補因子として必要になる（図表5参照）。私たちの元気や判断力、幸福感などの心のエネルギーは、合成された神経伝達物質の働きがスムーズに行われているおかげであり、**草食系男子は穀類＝草＝糖質ばかり食べているので脳のエネルギーを作り出すときに必要なバッテリーチャージができず、やる気のなさや無気力な行動パターンにつながっていると考えられる。**

草食系男子が増えるということは晩婚化や少子化にも少なからず関係していると考えられるが、その損失は日本の経済にも影響するのではと私は危惧《きぐ》している。テストステロンはオスの本能ともいえるホルモンだが、それが足りないということは社会の中で競争心や闘争心、向上心などが芽生えにくいといえるのではないだろうか。タンパク質不足で神経伝達物質の合成が少なくなれば、働く気力や目的意識を萎《な》えさせ、いずれは生産効率を下げることにつながっていくはずだ。

さらに結婚しない、子どもを作らないということになれば、いずれ労働人口は減り、高齢者が増えた社会を支えていくことが明確になる。先行きが不安定な社会状況とはいえ、どんな時代も活躍しているのは「肉食系男子」のバイタリティにある。

図表5　タンパク質の脳への動き

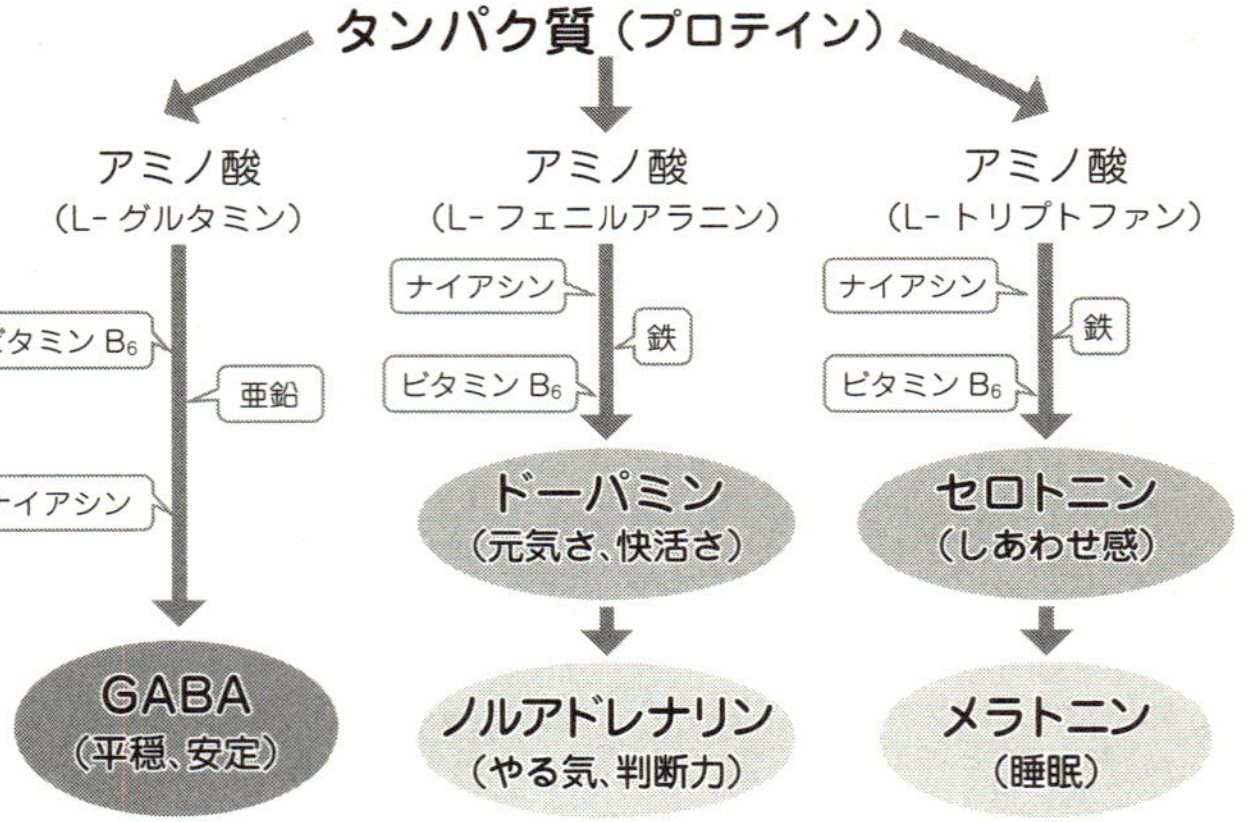

砂糖の依存性は麻薬と同じ

以前「砂糖は脳の唯一のエネルギー源だから、疲れたら甘いものを食べるとよい」という説があったが、これは正しい情報ではない。脳には糖質＝ブドウ糖がエネルギー源として必要だが、ブドウ糖だけしか使われないというのは真実ではないからだ。

脳はブドウ糖だけでなく、脂質もエネルギー源として利用する仕組みが備わっている。またタンパク質が分解されたアミノ酸や脂質の中の脂肪酸からもブドウ糖がゆっくりと作られるため、わざわざ砂糖を摂らなくても脳に必要な量を安定供給するブドウ糖は摂れている。むしろ意識してスイーツや清涼飲料水を避けたとしても、私たちが口にする食品の多くには砂糖が含まれているため、知らず知らずのうちに摂ってしまっているのだ。たとえばクリームやチョコレートを使っていない食パンですら砂糖が使われており、味つけやソースのおいしさは甘みである砂糖が含まれているからこその味わいだ。

食べているつもりがなくても、砂糖は食べ続けていると依存症になる危険性がある。

アメリカ・プリンストン大学のバート・ホーベル教授らの研究によれば、空腹時のラットに砂糖を大量摂取させると、脳内ではコカインやモルヒネなどの麻薬性物質を投与した時と同じように、快感物質のドーパミンが放出され、この快感を求めてまた砂糖を摂取するという依存性が形成される。

さらに1ヵ月間砂糖を摂取し続けたラットは、快感を覚える神経伝達物質のドーパミンの受容体が減少し、オピオイド受容体が増加するという変化が脳内で起きていたという。オピオイド受容体はコカインやヘロインなど麻薬の受容体であり、砂糖を継続して摂取することで同様の依存性が形成されることがわかったのだ。

おそろしいことに、実験で砂糖を摂ることをやめたラットには、麻薬の離脱症状に似た行動（歯をガタガタさせる、ケージのトンネルに引きこもるなど）が表れたという。そして〝砂糖断ち〟したラットはアルコールの摂取量が増えて、合成麻薬のアンフェタミンに微量でも過剰反応し顕著な多動性が見られたこと、脳の機能が異常な状態になっていることがわかった。

また実験では、砂糖の大量摂取を習慣づけたラットに一定期間砂糖を断たせた後に、砂糖の摂取を再開させたところ、ラットは砂糖を得るために一心不乱となって摂取量が多量になったというのだ。

以上の実験から砂糖には、依存の３大兆候である「摂取量の増加」「離脱症状」「渇望と再燃」のすべてが当てはまることが裏付けられた。

ラットの実験とはいえ、ヒトも砂糖を大量に摂取し続ければ依存症になってしまう可能性は大きい。動物園のサルが見物客の投げ入れるスナック菓子を食べるようになったことで、エサのさつま芋に見向きもせずにお菓子の味に取り憑かれてしまったという話があるが、まさに砂糖の依存性が猿の味覚を変えてしまった悪例だ。疲れると甘い物が無性に欲しくなるのなら味覚が甘い物に依存し、砂糖に慣らされているといえる。砂糖依存症になる前に、砂糖を減らす食生活を意識してみよう。

〝不機嫌な職場〟は食べ物が原因⁉

砂糖など精製された糖質の摂り過ぎが仕事の効率を下げる原因になっていると述べたが、改めて自分自身の食生活を振り返ってみてほしい。ちょっとバランスが悪いことは自覚していても、糖質過多の食べ方に偏っていることに気がついていない人がほとんどであろう。典型的なビジネスマンの一日の食事の流れを例にあげた。

7時　朝は時間がないため、朝食抜き。

9時　朝食を食べていないため、出社しても頭がぼーっとしてうまく働かない。シャキッとさせるために甘い缶コーヒーを飲む。

11時　缶コーヒーで一瞬元気になるが、お腹が空いて仕事に集中できない。

12時　ランチは空腹を満たすためにラーメンの麺大盛り、牛丼ご飯大盛りなど炭水化物（糖質）を大量に摂る。または短時間で済ませるためにうどん、そば、おにぎりだけなど炭水化物の単品メニューを食べる。

14〜15時　血糖値が急激に下がって低血糖状態に。眠気を感じるため、甘い缶コーヒーを飲みながら仕事を続ける。

16時　小腹が減ってイライラするので、チョコレートやスナック菓子をつまむ。それでも気分が落ち着かず、その後もお菓子をつまみながら仕事をするが一向に終わらない。

19時　残業中は時間がもったいないと考え、デスクでおにぎりや菓子パンを夕食がわりに。食べた直後は一瞬元気になるが、集中力が続かない。

21時　残業がようやく終わり、同僚と居酒屋へ。ビール、唐揚げ、ポテトフライなどを注文。

23時　締めにラーメンを食べ、終電に間に合うように店を出る。

実際このような生活パターンで生活をしている人は、かなり多いはずだ。読者も「あるある」と苦笑いしているのではないだろうか。しかしながら、この食べ方では仕事がはかどるはずがない。

まず朝食抜きでは、頭が働かないのは当然だ。昨晩の夕食から体は絶食状態のため、脳のブドウ糖は枯渇している。また食べ物を摂ることで脳の温度が上がり、コンピューターを起動するように頭も動き出すため、朝食抜きでは脳は目覚めないからだ。脳のためにブドウ糖が必要だからといって、砂糖を摂ってもムダになる。この食事の流れを見てもわかるように、脳のエネルギー源であるタンパク質が圧倒的に不足しているため頭の回転は鈍くなり、それを補おうと間違った認識で甘い物を食べても一時しのぎにしかならない。むしろ食べた後にはもっとイライラしたり集中力が低下したりするだけで、残業が増えるのがオチだ。

会議の最中に突然怒りだす上司、残業中の小言が増えて職場の雰囲気を悪くする同僚などがいれば、それは食べ物が原因なのかもしれない。これでは職場全体でひとつの仕事を成し遂げようという気分にはならないし、職場の人間関係も悪化していくかもしれない。糖質過多になるだけで、仕事環境に影響を与えてしまうのだ。

不機嫌な職場を変えるためには、どうすればいいのか。それはひとりひとりが、今の食べ方をちょっと変えるだけでいい。具体的な方法は第2章で述べるが、たとえば朝食に卵をプラスしてタンパク質を摂るようにする、小腹が減ったらお菓子ではなく、チーズやナッツなどをつまむなどの工夫で、見違えるように仕事の能率がアップしていくはずだ。

ちなみに例にあげたビジネスマンのように、残業で帰宅が深夜過ぎになると、睡眠不足になり、インスリンの働きが悪くなって、血糖値が不安定になることがわかっている。また起きているということは、それだけ栄養素を消費していることになり体はますます栄養不足になってしまう。脳のエネルギー源であるタンパク質は不足している上に、夜更かしでムダ遣いしてしまえば翌朝の目覚めも悪くなり、また朝食抜きになる。この悪循環を断ち切るためにも、まず食を変えてみてほしい。

職場うつは経済的損失になる

２００２年の統計では、うつ病に悩む人は６００万人もいる。私が企業向けのセミナーのために調べたところ、平均してひとつの企業に、１割もうつ病で休職している社員がいることがわかった。そして会社は社員がひとり休むと、休職費用が大きな負担となる。保健同人社と三井住友海上火災保険によるコスト試算によると、その内訳は次のとおりだ。

年収600万円の社員がうつ病で半年間休職した場合、同じ職場の社員の残業代と代替社員の教育費などに350万円、代替社員の給料×半年分が300万円、上司や人事の対応にかかる人件費に月2・1万円×半年分で12・6万円となり、会社側の発生コストは合計662・6万円にも上る。1年間ではなんと1300万円にもなるのだ。さらに健保組合は休職中の社員には傷病手当として、給料の3分の2を保障する必要があり、職場復帰すれば、試し出勤中の給料を支払いながら働いてもらうことになる。ひとり休職するだけで生産性が低下するだけでなく、会社の費用の大きな損失が起きているのだ。

また困ったことにうつ病は「連鎖」するのだ。仮にあなたの隣のデスクの人がうつ病で休職したとしよう。そうなると足りない労働力をあなたやあなたの同僚や部下が、今受け持っている仕事に加えて肩代わりすることになる。当然負担が増えるのでストレスが増大する。そして誰かがまた、次の犠牲者になるというわけだ。

うつ病は風邪のような感染症ではないのだが、「うつ病は感染《うつ》る」といっても過言ではない。環境や社会情勢の変化がストレスとなりうつ病患者の増加に関連していることは確かだが、そのストレスに対抗できる栄養素を補えていないこととも密接に関わっている。ストレスがあればそれだけ栄養素を消費してしまうのだから、今までと同じ食べ方では脳のエネルギーが不足するのは当然である。従業員の健康は企業の資産である。企業利益という観点からも見直しが必要だ。

栄養障害が招く新型うつ病

いわゆるうつ病は常に気分が沈んだ状態が続くものだが、最近はうつ病のように見えて本来のうつ病の治療では治らない「新型うつ病」が増えているという。医学的にうつ病は「定型うつ病」という病名のため、新型は定型に当てはまらない「非定型うつ病」として区別されている。「非定型うつ病」は20～30代に多く見られ、主な症状として本人が苦手な環境や相手といると身体的疲労や不調を訴えることが多い。一方でその環境や相手から離れたり、楽しいことがあったりすれば元気になるので、適応障害に近いと考えられている。もし新入社員や若手社員が、職場や人間関係に適応できていないのに仕事が終わると人が変わったようにいきいきと振る舞えているようであれば、新型うつ病を疑ったほうがいいかもしれない。

同時に何を食べているかチェックしてみよう。**定型うつ病は食欲低下に陥る人が多いが、新型うつ病は過食になりやすい**。しかも甘い物や炭水化物に偏った食事をすることが多く、ランチは麺類ばかりで残業のたびにお菓子を買い込んでいたりしているようであれば、さらにその可能性は高い。

食べ方の違いから推測すると、実は非定型うつ病は糖質に偏った食生活をしていることで、脳のエネルギー産生不足が原因ではないかと私は考えている。

脳を車にたとえるならば、脳が働くのに必要なものはバッテリーとガソリンで、このうちバッテリーは脳の神経伝達物質であり、その原料は前述したように、タンパク質とビタミン、ミネラルである。ガソリンはブドウ糖である。しかし、甘い物や炭水化物ばかり食べているとこれも前述したとおり、低血糖症をおこし、脳はブドウ糖が安定供給されない。つまり、エネルギー産生に必要なバッテリーもガソリンも足りないから、思考のパワーも行動力のパワーも湧いてこない。

だから、ちょっと職場で厳しい状況になったり、そりの合わない上司に注意されるだけで落ち込んでしまい、やる気がなくなってしまうのだ。

ちなみに、定型うつ病の原因は、ストレスによって神経伝達物質＝バッテリーが大量に消費されて、脳のエネルギーバランスがマイナスに傾いたことにある。神経伝達物質の原料はタンパク質（30ページ図表5参照）だが、どちらのうつ病も脳に必要なエネルギーを産生するための栄養バランスが重要となる。**そのカギとなる栄養素はタンパク質といえる。**

メタボとうつは一卵性双生児

メタボリックシンドロームとは内臓脂肪の蓄積により、さまざまな悪玉ホルモンが出て高血圧、高脂血症、糖尿病、心筋梗塞、脳梗塞などを引き起こしやすくなる症状のことだ。メタボリックシンドロームを訳せば「代謝症候群」となるが、これは「糖代謝異常」から始まって、「脂質代謝異常」、「タンパク代謝異常」なども引き起こす。つまり、きっかけは血糖の調節異常なのである。

現代人の食生活は非常に糖質過多になっている。その理由のひとつに、糖質の食品は安価で手に入りやすく、すぐお腹を満たすことができるため手っ取り早いエネルギー源として重宝されているからだ。

仕事が終わらないけれど食事を摂らなくてはならないとき、おにぎりなら1個120円程度でパソコン作業をしながらでも食べることができる。しかし脳のエネルギーとしてタンパク質が必要だとわかっていたとしても、デスクでステーキを食べながら仕事はできない。デスクでステーキは少し大げさなたとえだが、手軽に食べられるかどうかという意味では、つい糖質を食べるほうへと偏ってしまうのだ。

糖質は消化吸収が早く、タンパク質なら3〜4時間かかるところを半分の1〜2時間でエネルギーに変換できる。ということはそれだけ血糖値の上昇が早く、膵臓から一気にインスリンが分泌されることになる。インスリンは別名「肥満ホルモン」とも言われ、脂肪細胞に脂肪をため込む働きがあるため、糖質ばかり食べていると内臓脂肪がどんどん蓄積していってしまう。つまり糖質過多の食生活がインスリン分泌に負担をかけて、メタボリックシンドロームを招いているのだ。

メタボリックシンドロームは、体だけに問題を起こすわけではない。九州大学が2007年に行った『メタボリックシンドロームにおける抑うつ状態の有病率：久山町研究』で、その関連性が提示された。しかもメタボの女性よりもメタボの男性のほうがうつ状態のリスクが高いことがわかった。

研究によるとメタボリックシンドロームと診断された男性のうち、抑うつ状態のある人は7・3％あり、メタボリックシンドロームではない男性の2・8％よりも有意に高かった。そして内臓脂肪型肥満、高血圧、高脂血症、低HDLコレステロール血症、高血糖があると抑うつ状態の有病率が増加する傾向があることもわかってきた。

また、肥満・メタボリックシンドロームとうつ病の関連性について興味深いデータがある。『チームで撲滅！メタボリックシンドローム』（診断と治療社）によると、メタボリックシンドロームの抑うつ症状の割合は、男女ともメタボリックシンドロームではない人の2・2倍になるという（図表6）。しかも、メタボリックシンドロームの診断基準の一つ、高血圧一つとっても高血圧患者の30％に抑うつが認められている。

逆にうつ病になると、自律神経系やホルモン系に異常が生じ、インスリン感受性が低下して、耐糖能異常（糖尿病予備軍）を起しやすくなったり、中心性肥満や高血圧を励起して、メタボリ

図表6　メタボリックシンドロームと抑うつ症状

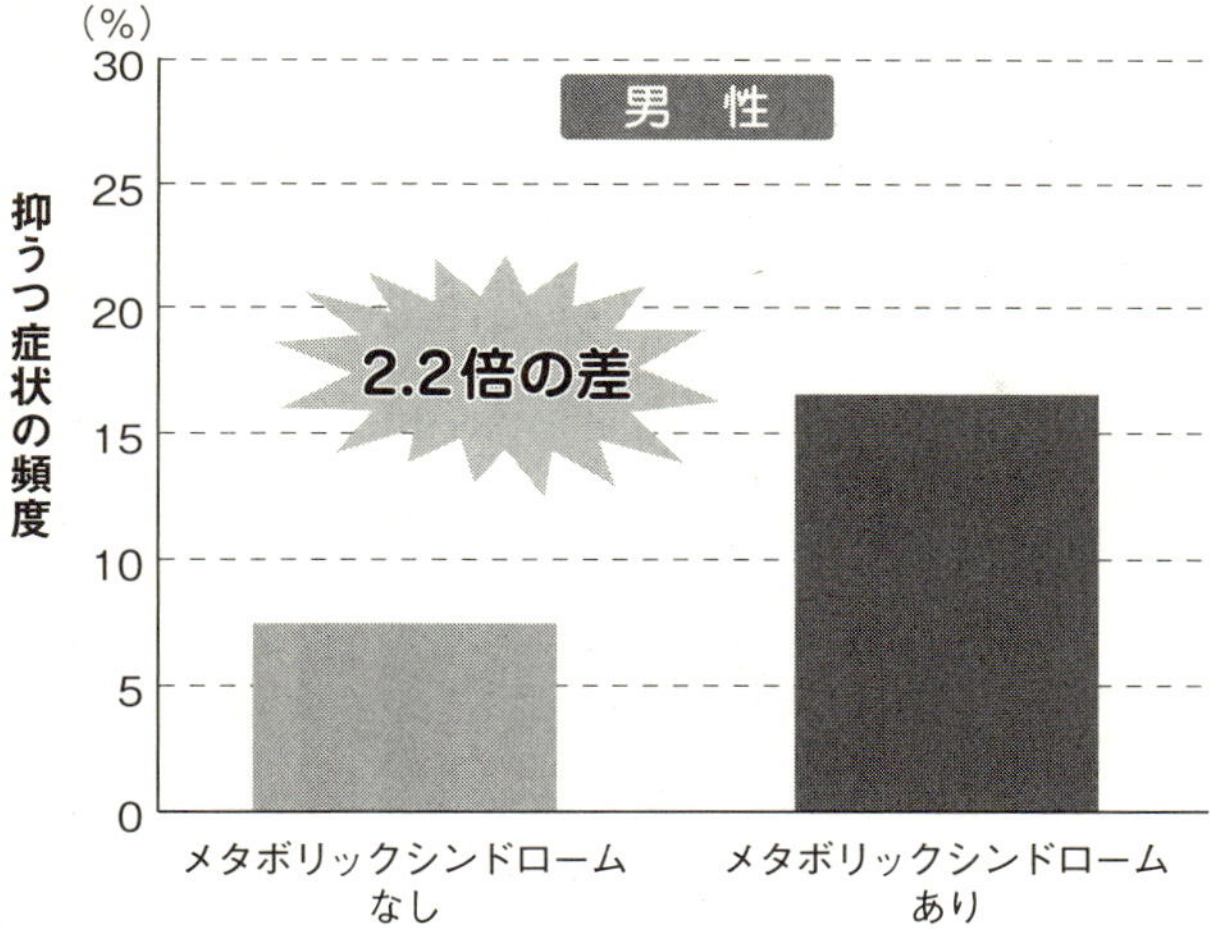

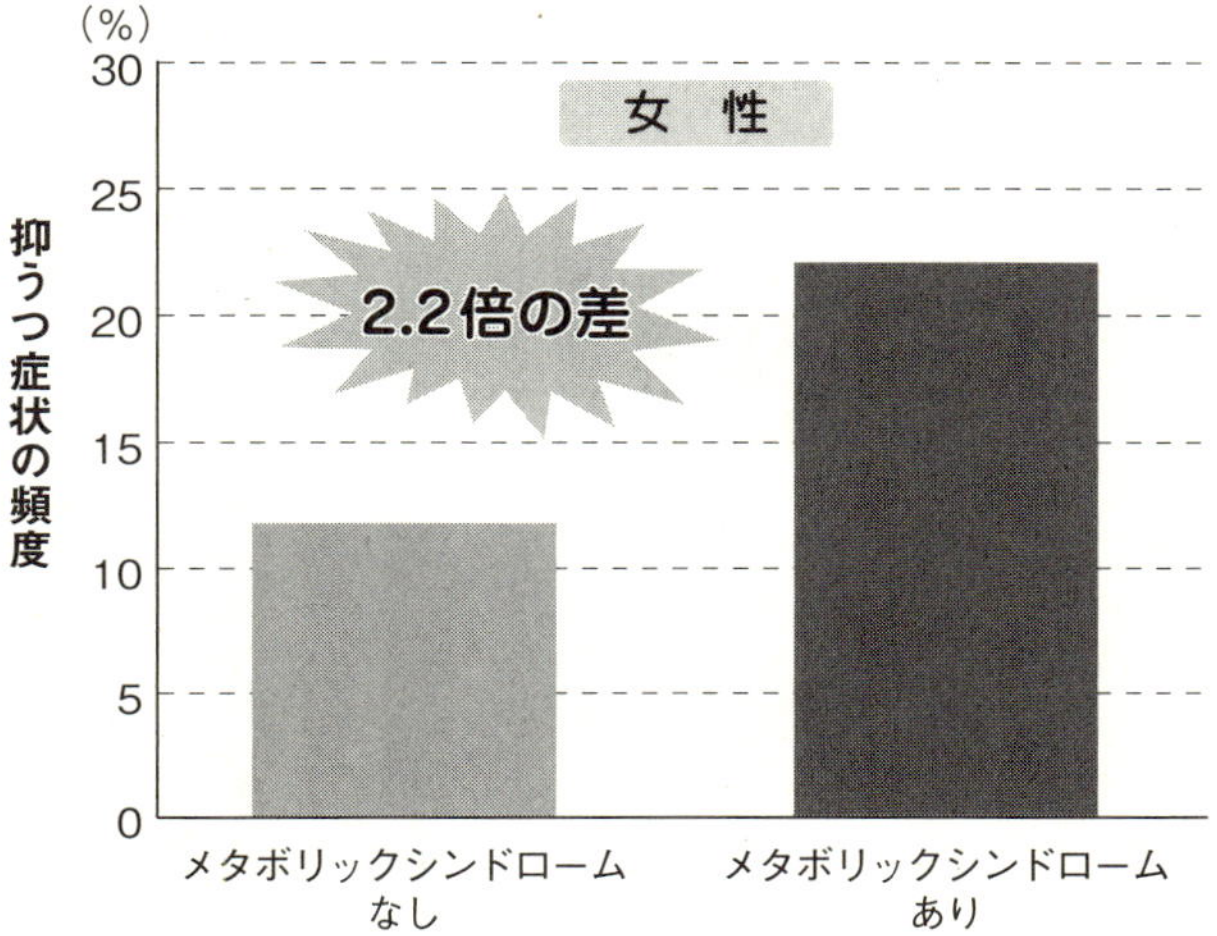

ックシンドロームの発症リスクが急激に上昇することも報告されている。

つまり、メタボとうつは明らかに「一卵性双生児」であり、それを裏付けるデータが毎年続々とだされているのである。

うつ患者が耐糖能障害を引き起こす前段階にあるのが低血糖症だ。低血糖症は糖質に偏った食事を続けることで引き起こされる血糖調節異常だが、いずれ糖尿病やうつ病を発症するリスクがある。実は糖尿病とうつ病の合併率は非常に高く、その頻度は15〜20％にもなり、一般人口有病率の約3倍ともいわれている。

低血糖症がメタボリックシンドロームになり、それが進んだ結果、糖尿病やうつ病になるかどうかは個体差によるが、**健康に気をつけてジョギングをしていても野菜をたくさん食べていたとしても、糖質ばかり食べる食生活を続けていれば、原因である内臓脂肪を減らすことはできず、いずれ重大な病気に発展する可能性は想像以上に大きいのだ。**

食べていても栄養不足の現代人

飽食の時代といわれているが、必要な栄養素を十分に摂っている人は、どれほどいるだろうか。大部分の人は、栄養失調は起こしていないとしても、栄養バランスは失調しているといえるだろう。つまり、現代人は「新型栄養失調症」なのだ。

その原因にはくり返し述べている糖質の摂り過ぎがある。糖質を多く摂っていると低血糖症や内臓脂肪の蓄積を招いてしまうが、そのほかにもさまざまな栄養不足に陥り、それがベースになっている不調がたくさんある。

たとえば**寝起きが悪い、食欲低下、集中力が続かない、頭の回転が鈍い、イライラする、疲れがとれない……**。**これらの不調はすべて栄養不足から起きる代表的なものである**。その原因は脳の栄養不足＝エネルギー不足だ。脳のエネルギー源は食べ物に含まれる栄養素にほかならない。これらの栄養素が脳に十分あれば、元気にバリバリ仕事をこなせるし、何かトラブルがあっても柔軟に対処できる。そして疲れても翌日には回復できる。しかしこれらの栄養素がひとつでも足りなければ、不調となって表れることになる。

また栄養不足による不調は心だけでなく、体にも表れる。下痢や便秘、肌荒れや抜け毛、頭痛、肩こり、腰痛などが起きて「ちょっと無理が続いたせいかな」と感じているのなら、体の代謝を司る脳の働きがエネルギー不足でスムーズに機能していない証拠といえよう。

次に紹介するチェックテストは脳の栄養状態を調べるための簡易的なものだ。私のクリニックで問診に使用しているものから、ビジネスマンに必要な栄養素別に質問項目を作成している。いつも当てはまる項目以外に、ときどき当てはまるものもチェックをしてみよう。当てはまる数が多いほど、その栄養素が足りないことによる不調と考えられる。

①低血糖タイプ

□甘い物、缶コーヒー、清涼飲料水などをよく摂る。
□小腹が空くと、お菓子をつまむ。
□ランチ後1～2時間後に眠くなることが多い。
□夕方になると集中力が途切れやすい。
□最近体重が増えた。
□イライラすると甘い物がむしょうにほしくなる。
□メタボリックシンドロームと検診で指摘された。

疲れたら甘い物をつまむことが習慣になっている人、ランチにご飯や麵類などを大盛りで食べる人、デザートに目がないスイーツ男子は、**低血糖症から集中力の低下が起きて仕事の能率が下がっているはずだ**。体重が増えたりメタボリックシンドロームと診断されたりしていれば、早急に糖質を減らして体の代謝バランスを整えるようにしよう。

②　タンパク質不足タイプ

□肉や魚をあまり食べていない。
□野菜中心の食生活だ。
□おにぎりや丼《どんぶり》もの、麺類などの単品メニューが多い。
□思考力が低下した。
□肌荒れが気になる。
□胃もたれしやすくなった。
□運動をしているのに筋肉がつかない。

低血糖症と重なる部分が多いのが、タンパク質不足タイプだ。企画書を仕上げようと作業をしていてもなかなか進まないときは、神経伝達物質の原料であるタンパク質が足りず、脳がエネルギーダウンを起こしているせいといえる。またタンパク質は皮膚、筋肉、粘膜、血管などを作る原料でもある。**肌荒れや胃もたれ、筋肉がつきにくいというのも、すべてタンパク質が足りていないためだ。**肉食男子に方向転換することをおすすめする。

③　ビタミンB群不足タイプ

□ご飯や麺類が大好きだ。
□アルコールをよく飲む。
□物忘れが多くなった。
□寝ても疲れがとれない。
□肩こり、腰痛がなかなか治らない。
□口内炎、口角炎ができやすい。
□好きなことでもやる気が起きない。

ビタミンB群はタンパク質、糖質（炭水化物）、脂質の三大栄養素をエネルギーとして活用できる形にする栄養素だ。糖質ばかり摂っていたり、アルコールを飲んだりするとビタミンB群が大量に消費されて、結果として不足することになる。**ビタミンB群は動物性たんぱく質に豊富に含まれているため、糖質過多の食生活では消費するばかりでいっこうに補給ができない**というわけだ。物忘れや疲労感がとれないのは、体の代謝回路が正常に回せていないためなので、代謝に必要なビタミンB群を含む食品を、積極的に食べることが大事だ。

④ 亜鉛不足タイプ

□ 抜け毛が増えた。
□ 食欲がわかない。
□ ささくれができやすい。
□ 風邪をひきやすくなった。
□ 傷や虫さされ痕《あと》の治りが遅い。
□ 性欲が落ちた、または朝勃《だ》ちしなくなった。
□ 味覚や嗅覚《きゅうかく》が鈍くなったと感じる。

亜鉛は全身の新陳代謝に関わるミネラルで、ＤＮＡやタンパク質の合成、免疫機能にも亜鉛が関係している。とくに**髪の毛が薄くなってきた、男としての活力が衰えてきた、と感じたときは、亜鉛不足が考えられる。**また舌にある味蕾《みらい》という器官が味を感じとっているが、亜鉛が足りないと急に濃い味つけを好むようになるなど味覚の変化が起きやすい。アルコールをよく飲む、インスタント食品など加工食品を食べる回数が多い人は、アルコールが亜鉛を消費しやすく、食事から亜鉛を摂りにくいため注意が必要だ。亜鉛は牡蠣《かき》やホタテ貝などの貝類やレバーに豊富に含まれている。

⑤　鉄不足タイプ

□　寝起きが悪い。
□　イライラしやすい。
□　集中力が低下しやすい。
□　ささいなことが気になる。
□　シャンプーのとき髪が抜けやすい。
□　食欲不振。
□　湿疹ができやすい。
□　肌荒れ、あごにニキビができやすい。
□　激しい運動をしている。
□　牛肉をあまり食べない、または苦手。
□　立ちくらみ、めまいが起きる。
□　肉や魚よりご飯や麺類をよく食べる。

鉄不足と聞くと、貧血や顔色が悪いなど女性の不調と思われがちだが、男性にも鉄不足が増えている。鉄はレバーや牛肉、大豆食品などタンパク質に多く含まれているが、糖質過多の草食系男子は食品から鉄を十分摂れていない。鉄は神経伝達物質の合成、コラーゲンや粘膜の合成や免疫力などに関わるミネラルのため、**不足するとイライラや神経過敏といった精神症状や肌荒れ、湿疹などの身体症状も出やすい**。また持続力が低下するのも鉄不足の特徴だ。鉄は全身に酸素を運ぶ役割があるため、足りなくなると体は酸欠状態になる。貧血でめまい、立ちくらみが起きるのはそのためだが、要するに脳内が酸欠になっているので思考力が持続しないのだ。持久力のあるビジネスマンとなるためには、タンパク質食品をメニューの中に意識して取り入れたい。

第2章　トップセールスマンにはなぜ「肉食系男子」が多いのか？

——仕事ができる人の「食の常識」

肉を食べれば頭の回転が速くなる

「会議でパッと鋭い意見を発言できるようになりたい」「端的で明快な企画書を作りたい」……。ビジネスマンの能力アップのためには、どんなトレーニングをすればよいのだろうか。

一時期「脳トレ」ブームがあった。確かに脳は刺激を与えて鍛えることで、ある程度回転をよくすることはできる。しかし鍛える脳の栄養状態が万全でなければ、いくら鍛えてもその効果は頭打ちになってしまう。なぜなら脳の機能は栄養が握っているからだ。

脳にいちばん必要な栄養素は、タンパク質である。脳の乾燥重量の40％はタンパク質でできており、神経伝達物質の原料もタンパク質であり、それをキャッチする受容体もタンパク質だからである。この神経伝達物質がとても重要で、私たちが考えたりひらめいたりするとき、脳内では神経伝達物質の信号が活発に行き来している。つまりタンパク質から神経伝達物質を十分に作り、それを放出させることができれば、情報のやりとりがひんぱんに行われるため、脳が活性化してアイデアがたくさん浮かぶようになる。

思考力アップに加えて、思いついたアイデアを膨らませたり、他の情報とつなぎ合わせたりする柔軟性もビジネスでは求められる。またトラブルなどが起きてプランを変更せざるをえないとき、「こっちがだめならあっち」と速やかに対応できる機転も必要だ。

その応用力とは、神経伝達物質を伝える神経のネットワークを増やすことにある。神経を伸ばすためには神経栄養因子が必要であり、その原料もまたタンパク質なのだ。脳にとっていかにタンパク質が重要か、おわかりいただけると思う。

十分な栄養で育った見事な枝ぶりの大木と、栄養が足らずに幹も細く枝が少ない貧弱な木をイメージするとわかりやすい。タンパク質をしっかり食べていれば、大木のような脳内のネットワークの中を、たくさんの情報が流れてさらに大きく育っていくだろう。

一方、栄養不足の木は、タンパク質よりも糖質ばかり食べているので神経伝達物質を十分に作れず、ネットワークはスカスカの状態になっている。タンパク質が足りなければ、頭はスムーズに働かない。

頭の回転が速い男になりたいのなら、タンパク質をしっかり摂ること。脳の栄養を整えれば、できるビジネスマンも夢ではない。

ちなみに脳に刺激を与えるときは、タンパク質を食べた上で行うと効果が出やすいはずだ。情報という刺激がくり返し入ればさらに神経栄養因子が伸びて、脳内のネットワークが縦横無尽に広がっていく。

タンパク質は代わりがきかない

頭のキレ味のよさはタンパク質が支えているのだが、実は現代人はタンパク質不足になっている。第1章でも述べたとおり、お腹が空いたとき、手っ取り早くおにぎりや菓子パン、ラーメンやうどんといった糖質ばかり食べてしまうからだ。野菜不足は気にしていても、肉や魚などのタンパク質が足りてないとは思っていないのではないだろうか。

糖質はあまりかまずにパパッと食べられるが、タンパク質はしっかりかむ必要があり、時間がかかる。忙しいビジネスマンが短時間でお腹を満たすには、糖質のほうが都合がよいのだ。しかし脳の栄養状態としては、都合が悪い。

ヒトに必要な三大栄養素はタンパク質、糖質、脂質というのはよく知られている。しかし必須《ひっす》アミノ酸といって体に絶対に必要なタンパク質はあっても、必須糖質というものはない。しかも糖質は意識して摂らなくても、肉や魚、乳製品、野菜や果物にも含まれており、いろいろな食品を食べていれば脳にブドウ糖を安定供給することができる。ところがタンパク質は、意識してタンパク質を含んだ食品を選ばないとすぐに不足してしまう。したがって**タンパク質が足りなければ、脳の神経伝達物質を十分に合成することも、神経を伸ばすこともできない**。タンパク質は、とても重要な栄養素なのだ。

図表7　1日に必要なタンパク質

成人男性の場合には1日3食でこれだけの量を摂ることを目安に。
どれかに偏ることなくバランスよく食べよう。

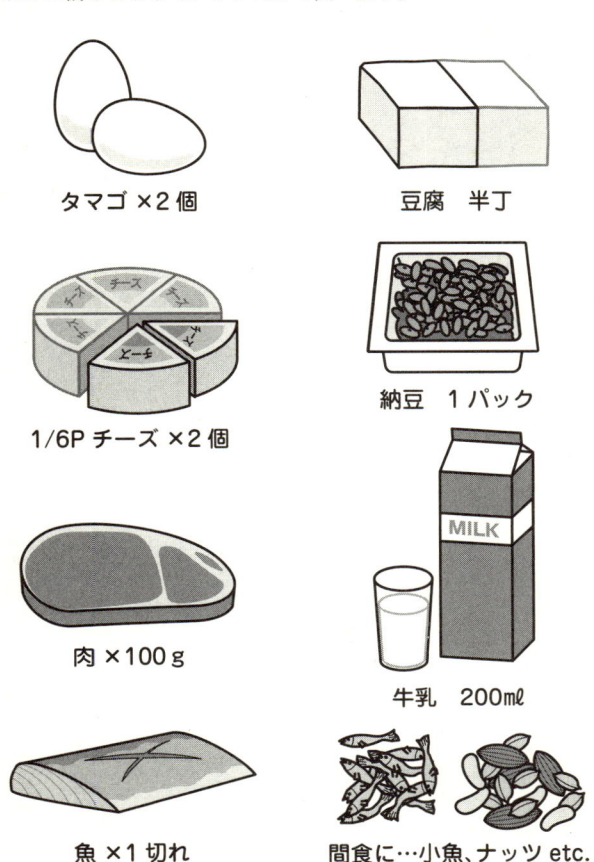

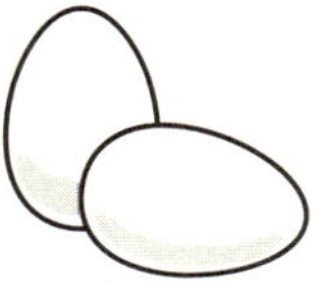

タマゴ ×2個

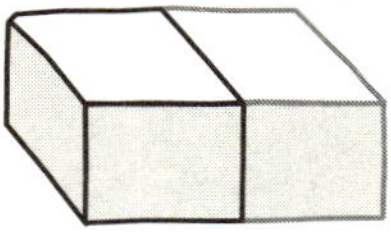

豆腐　半丁

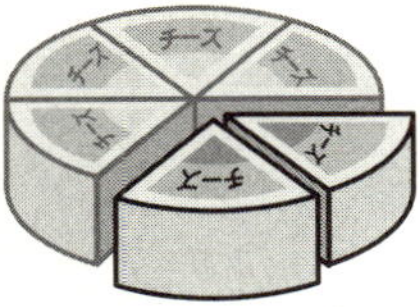

1/6P チーズ ×2個

納豆　1パック

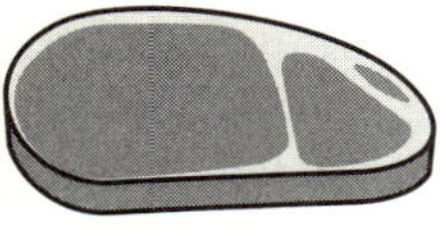

肉 ×100g

牛乳　200㎖

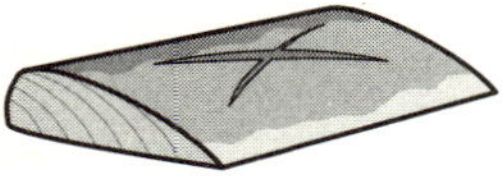

魚 ×1切れ

間食に…小魚、ナッツ etc.

今日一日の食事で、どのくらいタンパク質を摂ったのか思い返してほしい。朝食はコーヒーだけ、昼食のラーメンに卵がのっていた、残業の後に食べた牛丼が唯一の肉メニューかも……？こんな食生活では脳のバッテリーであるタンパク質が摂れるはずがない。

一日に必要なタンパク質量とは、体重1キログラムあたり約1〜1・5グラムだ。60キログラムの人なら60〜90グラムのタンパク質が必要になる。これは肉を60グラム食べればクリアというわけではない。牛肉に含まれるタンパク質は１００グラム中に約20グラムであり、さらにはタンパク質は調理によって変性するため、焼くことで栄養素として吸収できる量は半分の10グラム程度に減ってしまうからだ。

一日に必要なタンパク質量の目安は、図表7を参考にして意識して食べよう。肉や魚、卵、乳製品など動物性のタンパク質と、大豆食品など植物性のタンパク質をバランスよく食べることがポイントだ。とくに卵は優秀なタンパク源のため、一日1個は必ず食べてほしい。

もし「肉よりも豆腐のほうが健康的だ」と思っているとしたら、その考えは誤りである。タンパク質の最小単位であるアミノ酸には、必須アミノ酸と非必須アミノ酸があり、必須アミノ酸は体内で合成できないため、食事から摂らなくてはならない。必須アミノ酸は動物性タンパク質に多く含まれるため、豆腐など植物性タンパク質に偏ってしまうとバランスが悪くなってしまう。また、非必須アミノ酸は必須アミノ酸から体内で合成されるが、それも材料がそろわないと十分に合成できない。

また肉類といっても、ハムやベーコンなどの加工食品よりは、できるだけ素材に近いものを調理して食べるようにしよう。添加物の問題だけではない。ハム、ベーコン、ソーセージなどの加工食品には、旨《うま》みとして砂糖が使われている。砂糖などの糖質を過剰に摂取することになるため、食材の選び方にも気を配ってみよう。

草食系男子は栄養不足

第1章でもふれたが、このところのトレンドでは、恋愛に控えめな男性を「草食系男子」、逆に積極的な女性を「肉食系女子」と呼ぶ。サバンナで狩られるシマウマと狩るライオンのイメージから、その名前があてられているようだ。

しかし栄養学的観点から食べ方で分類してみると、ある問題点が見えてくる。

草食系男子といわれるような、比較的若い男性たちは、先述したような手っ取り早いご飯や麺類など穀類ばかりを食べ、肉や魚をあまり食べていないのではないだろうか。**脳内神経伝達物質のノルアドレナリンを合成するために必要なタンパク質が足りないため、やる気や闘争心が芽生えず恋愛に興味を持てない淡白な草食系男子ができ上がる**という構図だ。嗜好が淡白なのは個人の性質かもしれないが、先述したようにタンパク質をしっかり摂らないと健康的な生活を送ることはできなくなる。

またタンパク質が足りないということは、動物性脂肪が原料となるコレステロール値も低いことが予想される。コレステロールはリポタンパクというタンパク質に包まれて、肝臓から各臓器へ運ばれるからだ。コレステロールは性ホルモンの原料になるもので、コレステロール値が低いと男性らしさの象徴であるテストステロンが十分つくられない可能性が高い。最近の20〜30代の男性はひげや体毛が薄く、女性とつき合うよりも自分の好きなことに時間をあてたいと考える傾向が強いそうだが、テストステロン値は大丈夫だろうか？　これではますます結婚しない男が増えて少子化が進むのではないかと不安になってくる。

もしも男性がタンパク質をしっかり摂る「肉食系男子」であれば、恋愛だけでなく別の可能性も広がっていくはずだ。積極性や攻撃性を司るホルモンであるため、異性に対する欲求が高まるだけでなく、仕事に対しても「攻めの姿勢」を生み出すといえる。

仕事をバリバリこなし、残業もなくパパッと終わらせて女性とデートをしたり、出会いを求めて街にくりだしたりするパワーがわいてくるだろう。

ちなみに男性は彼女ができると、仕事にも精を出す人が多い。仕事が忙しくてなかなかデートができないと彼女はぼやくだろうが、好きな彼女のためにもっと頑張ろう！　成果を上げよう！と頑張っている証拠なのだ。そんな男性はとても魅力的である。オスとしての生命力に満ち溢れている証拠だ。そのような男性は実際につき合ってみると彼女としては大変かもしれないが、じつに優秀なオスといえる。

何はともあれ、**男性らしさの根幹を担うのは、脳内神経伝達物質や性ホルモンの合成、分泌に必要なタンパク質にある。**

大物は肉食系が多い⁉

肉食を勧める私の仮説なのだが、政財界の大物や人生の成功者は肉食系が多いのではないだろうか。上に立つ人物は気力、体力ともに旺盛である。女性を好む、という意味の「英雄色を好む」という言葉があるように、しっかりタンパク質を摂ることで脳にも体にも栄養が行き渡り、心身ともにエネルギーがみなぎっていると、その副産物として女性への関心もひと一倍高くなるのだろう。逆をいえば、タンパク質にはその原料が豊富であるがゆえに、英雄となるベースが自然と整えられていくのかもしれない。

これは個人的な感想だが、テレビなどで会社の社長や起業をして成功した実業家の男性を見ると、みなさん肌にハリがあり体が大きくてもたるんだ体型はしていない。じつに引き締まったいい体と清々しい顔つきをしている。きっと上質のおいしいお肉を食べているのだろうな、と食事内容を妄想してしまうほどだ。

また、出世と男性ホルモンであるテストステロンの関連については、様々な研究報告がされている。

スイスの経済学者、エルンスト・フェールが行った『社会的地位仮説』実験によれば、テストステロンの濃度が高い人ほど、出世しようと努力するのではないかという。出世をするためには無用な社会的対立を避け、周囲に公平な態度で接し、相互協力することが近道になるという考え方が前提になっており、テストステロン濃度が高い人ほど対立を回避し、公平な分配をすることが実験で明らかになったという。

ほかにも、アメリカの科学雑誌『米国科学アカデミー紀要』では、「儲けが大きいトレーダーはテストステロン値が高い」という研究結果が発表されている。

社会的に成功する男性はテストステロンの高さが無関係ではないといえよう。

ちなみに**草食系男子は糖質に偏った食生活から、本来の意味での肉食系男子としてタンパク質中心の食事に変えると自然と糖質制限ができるようになる。これが引き締まった体をつくる秘密だ。**

体は糖質を摂るとグリコーゲンとしてエネルギー利用するため、膵臓《すいぞう》からインスリンが分泌される。インスリンは別名肥満ホルモンとも呼ばれ、吸収されやすい精製された糖質を摂り過ぎると、大量にインスリンが分泌されて内臓脂肪を増やすことになる。しかも血糖値が上がると脂肪よりも糖質を優先的に消費するため、脂肪が落ちにくくなることがわかっている。ところがタンパク質はインスリン分泌が少ないので、必要量を食べている分には脂肪を増やす心配が少ない。つまり簡単に確実にダイエットができるというわけだ。さらに糖質制限をはじめて3週間〜1ヵ月経つと、体はエネルギーとして糖質よりも脂肪を使う代謝回路に変わってくる。

私たちの体はエネルギー源としてグリコーゲンと脂肪を蓄積しており、グリコーゲンは肝臓に最大で280グラムしかためられないが、脂肪には上限がない。280グラムのグリコーゲンは1000キロカロリーにも満たないが、なんと脂肪は10キログラムあれば9万キロカロリーものエネルギーとなる。枯渇しやすいグリコーゲンを補給しながら使うよりも、余った脂肪を燃やし続けてエネルギーとして利用できれば効率がよいだけでなく、脂肪を燃やしやすい体になれるというわけだ。

イメージコンサルタントの吉原珠央氏は著書『「また会いたい」と思われる人の38のルール』（幻冬舎）の中で、『良質なDNA』の持ち主に人望が集まる」と指摘している。彼女によれば「良質なDNA」とは「健康に見える」ということである。それは①優れた肉体的機能×②優れた生命のオーラから成り立つものであるという。

この2つを実現させるために必要なのは、もうおわかりのとおり、タンパク質である。タンパク質でお腹の出ていない引き締まった体を作り、脳のエネルギー産生を多くして「激務に耐え、ストレスに強く、無人島でもなんとか生きていける」という生命のオーラを作り出すことができる、つまり「もう一度会いたい」「この人と一緒に仕事をしてみたい」と思わせるビジネスマンになれるというわけだ。

そして、実際仕事が増えれば成績は上がる。成績が上がればドーパミンが出て、ますますやる気がアップし、さらに生命のオーラが出てくる。そうすると、ますます人が集まってきて、新たな仕事の展開が始まる。なんとタンパク質を多く摂っただけで、人生いいことづくし、好循環のサイクルが回り始めるのだ。

肉を食べると太るという考え方は、今日から忘れてよい。仕事で成功を目指すなら、肉を食べよう。著書の『生きかた上手』などで有名な日野原重明先生は、週3回1日おきにヒレステーキを120グラム食べているという。99歳の現役医師の彼を支えているのは肉であり、「肉は元気の源」と語っている。ビジネスマンも見習ってみよう。

和食＋肉食が人類を救う

長寿大国として名を馳せている日本人の平均寿命は、平成21年時点で男性79・59歳、女性86・44歳と厚生労働省より発表されている。男女ともに4年連続で記録更新ということだが、日本人の長寿に貢献しているのは「伝統的な和食」と思われている。しかし実際の食事内容とは、若干《じゃっかん》の〝ズレ〟があるまま広まっているのだ。

桜美林大学柴田博教授の研究によると、日本が世界一の長寿国となった1985年、このとき食生活に大きな変化が訪れている。それは日本人の動物性タンパク質と植物性タンパク質の摂取量が1：1の比率になったことだ。つまり**伝統的な和食の献立で食べていた植物性タンパク質に、欧米食の動物性タンパク質が組み合わされることが長寿につながっている**のだ。

それ以前は平均寿命はとても上位を狙えるものではなく、戦後以降日本人の食生活は雑穀や大豆食品を中心とした糖質過多のものだった。つまり動物性タンパク質はほとんど食べられていなかったのである。ただし糖質過多とはいえ、自動車や電車などの交通手段が発達しておらず、家事をするにもすべて手作業だった時代のこと。生活の中で自然と運動ができたことで、血糖値が急上昇することもなくインスリン分泌に負担をかけないため肥満や糖尿病などの代謝性の疾患は少なかったと考えられる。

さらに和食のいいところは第4章でご紹介する、納豆・味噌・しょうゆ・漬物などの発酵食品が多いことで、発酵食品には腸の健康に重要な乳酸菌が多い。そして、今では、土壌の開発によって危なくなってしまったが、根菜、菜物、青果、海草などミネラルの豊富なものが多い。

しかし後で述べるように、和食には調理に砂糖が多く使われるという欠点がある。砂糖など糖質の摂りすぎによる生活習慣病の増加は、文明と経済の発展とともに運動量が低下したことと反比例している。

和食ならば健康的とむやみに信じるのではなく、精製された糖質や砂糖などの甘味料を使った加工食品を避けながら「和食＋肉食」のコンビネーションを実践してみよう。焼き魚＋ご飯＋みそ汁、ハンバーグ＋ご飯＋みそ汁など動物性タンパク質が、健康の鍵を握っている。

眠気覚ましにはアミノ酸

第1章で書いたとおり、眠気覚ましに砂糖入りの缶コーヒーを飲んではいけない。また栄養ドリンクにも砂糖が多く含まれているため、飲んで元気が出たと思っても1〜2時間後には血糖値が急降下してまた眠くなってしまう。

パソコンの画面を見ながら睡魔に襲われたら、アミノ酸を摂ろう。アミノ酸は脳に必要なタンパク質が分解されて吸収されやすい形になったもので、脳の血流を高める働きもあり、緊急時の眠気を飛ばすことに役立つ。

アミノ酸を摂るならペットボトルのアミノ酸飲料ではなく、タブレットタイプにしよう。スポーツ飲料として売られているアミノ酸飲料には、摂りたくない砂糖が大量に入っているので避けること。これらの糖分は運動中のエネルギー補給としては向いているのだが、ビジネスでデスクワークをしているときは糖質の過剰摂取になるだけだ。またアミノ酸は加工から時間の経過とともに、どんどん酸化していく。工場から出荷して私たちの手元に届くころには、アミノ酸としての効力は効果を実感するほど残っていないといえる。

ドリンクのほうが飲みやすいという人は、パウダー状のアミノ酸を水で溶いて飲むようにしよう。ポイントは水で溶いたら、できるだけ早めに飲むこと。せっかく作っても冷蔵庫で1時間も放置すれば、アミノ酸は酸化してしまう。

ただし仕事中に眠くなることが続くときは、夜しっかり寝て睡眠不足を解消する、眠くならない食事の摂り方を工夫するなどをして、改善していこう。どうしてもコーヒーが飲みたいというときは、無糖の種類を選ぶことも忘れずに。

最近は、アミノ酸入りのシャンプーや化粧水なども出ており、アミノ酸の効果が見直されている。水溶性で胃に負担がかからず、手軽に飲めるアミノ酸タブレットをもっと積極的に取り入れていってほしい。期待以上の効果が出るはずだ。

チョコを食べると疲労感が増す

疲れると甘い物がほしくなる人は多いだろう。疲れを癒すためにチョコレートをつまむのは女性だけでなく男性も多く、食べた瞬間「あ〜、ホッとする」「落ち着いた〜」とその快感に酔いしれているのではないだろうか。しかしこの幸福感は、悪魔のささやきともいえる甘い誘惑でしかない。

チョコレートなど甘い物を食べると幸せな気分になれるのは、一瞬だけ脳内のハッピーホルモンであるセロトニンが増えるからだ。セロトニンはアミノ酸から合成される。甘い物を食べると血糖値が上がりインスリンが分泌され、それと同時に他のアミノ酸を押しのけて、トリプトファンというアミノ酸が選択的に脳に取り込まれるためにセロトニンが合成されて「一瞬だけ」幸せ気分を感じることができる。

しかしセロトニン合成には、トリプトファンが常に供給されないといけない。しかしチョコレートには、セロトニン合成に必要なトリプトファンもビタミンB_6も含まれないのだ。いくらチョコレートを食べてもストレスに対抗するだけのセロトニンをつくることができず、体内のトリプトファンを総動員するのでいずれその材料は枯渇し、そのうちいくら食べてもセロトニンの合成ができなくなってしまうのだ。つまりその場しのぎの糖分でセロトニンを増やしても、本来の原料が入ってこなければセロトニンを根本的に増やすことができず、以前食べていた量では満足できないので食べる量がどんどん増えるという悪循環に陥っていく。だからチョコレートははまりやすいのだ。

セロトニンが不足するとイライラ、疲労感、不安感が強くなり、仕事の能率は落ちて残業が増えるだけだ。それなのにチョコレートを食べ続ければ、大変なことになる。

チョコレートに含まれる成分のうち「アナンダミン」という物質は、脳内のカナビノイド受容体（麻薬受容体のひとつ）に結びついて、マリファナを吸ったようにハッピーな気分にさせる。このとき脳内で出るのが快感物質のドーパミンである。このドーパミンの心地よさが忘れられず、またチョコレートを食べ、「疲れたときにはチョコレート」「イヤなことがあったときもチョコレート」ということを脳が学習して、条件づけができ上がる。これが「チョコレート依存」となるメカニズムだ。ちなみにアナンダミンは、サンスクリット語で「天上の喜び」という意味があり、次のように依存性の高さが裏付けられている。

帝京大学医学部心療内科／東京学芸大学保健管理センター特任准教授の竹内武昭先生の発表によると、うつ症状とうつ病の可能性の高い男女は、そうでない男女の1・5〜2倍量のチョコレートを食べているという報告があった。つまりダメージを受けたメンタルを、チョコレートを食べて和らげようとしたのだろう。ラットの研究ではチョコレートには気分発揚・渇望誘発効果があると考えられており、31ページのとおり依存性の高い砂糖もたっぷり含まれている。至福の甘さの中には、依存しやすい魔力が隠れているのだ。

そして、何回も言っているように、チョコレートの中に含まれる砂糖の影響で血糖値が乱高下し、これがまた疲労感を倍増させる。

チョコレート依存になる前に、セロトニンの原料であるアミノ酸＝タンパク質食品を積極的に食べるようにしよう。**残業中などデスクで食べるのならナッツ、チーズ、牛乳、豆乳、無糖ヨーグルトなどがおすすめだ。**デスクの引き出しに常備するなら、チョコではなくナッツと覚えておこう。

どうしてもチョコレートを食べたい人はシュガーレス、砂糖ではなくキシリトールを使ったタイプ、糖質ゼロの種類を選ぼう。またカカオの含有量の高いチョコレートは砂糖の量が少なく抑えられているので、食べるときもプレゼントするときも、カカオの香り豊かな本格チョコレートを選ぼう。とくに女性はチョコレート好きが多いから、女性を喜ばせるためにチョコレートはいいプレゼントだが、彼女の精神的安定とウェイトコントロールのためにチョコレート選びは慎重にしてほしい。

スイーツ男子はメタボ予備軍

最近はケーキやあんみつなど甘い物を食べているのは、女性だけではないようだ。コンビニで昼食の弁当と一緒に、プリンやどら焼きを買っているビジネスマンをよく見かけるようになった。デパ地下のプレミアもののスイーツを買うために、男性も行列に並んでいるというのだから、私からすると大変なことになっていると恐ろしく感じる。

甘い物好きの男性を「スイーツ男子」と呼ぶらしいが、スイーツばかり食べていると血糖値が不安定になり、低血糖症になることは間違いない。おそらく仕事の能率が悪く、いずれはメタボリックシンドロームへ進む可能性が大きい。

メタボでお腹ぽっこりの肥満体型になるわけだが、なぜスイーツで太ってしまうのか、本当の理由を知らない人が意外と多い。「スイーツの生クリームやバターなどの脂肪で太る」と考えているのではないだろうか？　だから「脂肪分の少ない和菓子なら太らない」と安心して食べているのだろう。しかし脂肪分が少なくカロリーが低い和菓子を食べても、ぽっこりお腹がへこむことはない。脂肪よりも糖質に太る原因があるからだ。

ケーキやクッキーの生地は小麦粉で、生クリームには砂糖がたっぷり入っている。和菓子のあんにも砂糖が大量に含まれており、まんじゅうやどら焼きの皮の主な原料は小麦粉である。**つまり洋菓子・和菓子の区別なく、スイーツは糖質の固まりといえる。**

ならばスイーツではなく、せんべいやスナック菓子なら平気！　というわけにはいかない。せんべいやおかきは米やもち米、スナック菓子はいもやとうもろこしなどのでんぷんが主原料のため、糖質であることに変わりはない。デスクでパリパリと食べてあっという間に一袋を空にしてしまえば、茶わん一杯分ものご飯を食べたのと同じことになってしまう。

ご飯でなくても、スイーツやせんべいとして食べた糖質は消化管で分解されてブドウ糖となり、血液中に入って血糖値を上げる。このとき上がった血糖値を下げるために膵臓《すいぞう》からインスリンが分泌されると、ブドウ糖が細胞に取り込まれてエネルギー源として利用されていく。ところがひんぱんにスイーツを食べていると糖質過剰になり、ブドウ糖はエネルギー利用されずに余ってしまうことになる。これが脂肪細胞に蓄積され、内臓脂肪が増えて肥満体型になるのだ。

内臓脂肪が増えてメタボリックシンドロームになると、体型の問題だけでなく病気のリスクがグンと上がる。内臓脂肪からはさまざまな悪玉ホルモンが出て、高血圧、高脂血症、糖尿病、心筋梗塞《こうそく》、脳梗塞などを起こしやすくなるのだ。スイーツ男子は自分で自分の寿命を短くしていることを、一刻も早く自覚して糖質過剰の食生活を改めよう。

スイーツの誘惑に負けたときは

和菓子、洋菓子などが肥満の原因になるのは含まれる糖質がインスリンの分泌を容易にし、内臓脂肪を蓄積させるからだが、これを防ぐ方法がある。

インスリンは食べ始めてから約30分で分泌されるが、食後すぐ体を動かすと、「グルット4」というタンパク質でできた輸送体が出てきて、ブドウ糖を細胞内に運んでくれる。つまりグルット4を出すことができれば、インスリンをほとんど分泌させずにブドウ糖をエネルギー源として利用することができるため、内臓脂肪が増えにくくなるのだ。したがって**スイーツを食べたら、すぐ体を動かすことがポイントだ。**

デスクに座ったままクッキーをつまむのではなく、食べたら率先して立ち仕事や力仕事をしよう。別の部署に書類を届けるときは、エレベーターではなく階段を使うなどのちょっとした工夫でよい。「食べたらすぐ」というタイミングを逃さずに体を動かせば、内臓脂肪は燃やすことができ、増えない。

この〝ちょこまか〟動く運動を『ＮＥＡＴ（Non-Exercise Activity Thermogenesis）』と呼び、メタボ対策に推奨する学者もいる。日本語では「非運動性活動熱産生」と訳す。実際ＮＥＡＴは活動による熱産生の大半を占め、意識された運動よりもその割合は大きい。アメリカの研究では、ＮＥＡＴを増やすことによって内臓脂肪を減らすことができると報告されている。運動する暇のない忙しいビジネスマンには朗報だ。

これはランチでラーメンを食べたいときにも応用できる。会社から距離のあるラーメン店まで足を運び、食後はウォーキングタイムにあてればよいのだ。ラーメン店は食べ終わってから長居はできないので、箸《はし》をおいたら「ごちそうさま」と丼《どんぶり》をカウンターにのせ、すぐ体を動かすことができる。15分以上歩くことがポイントだ。

タイミングがわかったら、次はグルット４を活性化する工夫を食事の中に取り入れよう。それはロイシンというアミノ酸を増やすこと。ロイシンは動物性タンパク質に豊富に含まれるため、ふだんから肉や魚を意識して食べると脂肪を燃やしやすい体質にできるといえる。しかもグルット4自体もタンパク質でできているため、肉や魚介類、卵、乳製品などの動物性タンパク質をしっかり食べれば、一石二鳥といえよう。

またタンパク質は糖質や脂質に比べ、消化エネルギーを多く使うため体温を上昇させる。ということは体の代謝が活発になり、よりいっそう脂肪を燃焼しやすくなる。しかもタンパク質を摂って運動をすれば筋肉がつきやすくなるため、結果として基礎代謝も上がるというオマケもついてくる。「ながら運動」でも構わないので、食べたら動くことを習慣にして、憎き内臓脂肪を撃退しよう。**インスリンを制するものが、肥満を制す!**

朝食には必ずゆで卵

ビジネスマンが朝食を食べずに仕事に向かってしまうと、午前中の仕事ははかどらない。朝食抜きは絶対にやめてほしいのだが、トーストとコーヒーではビジネスマンのエネルギー源としては足りない。

脳のエネルギー源のひとつはブドウ糖であるが、タンパク質や脂質からもエネルギーを作ることができる。しかもタンパク質はゆっくり吸収されるため、腹持ちのよいエネルギー源となる。トーストやおにぎりでは、あっという間に吸収されてすぐお腹が空いてしまうため、糖質だけでは燃費が悪いのだ。

忙しい朝だからこそ、せめてゆで卵を1個食べてほしい。ゆで卵ならパパッと食べることができるし、家で食べられなくてもコンビニでも買えるのでとてもお手軽といえる。ゆで卵のほか、チーズを食べてもよい。

また朝食が重要なのは、食べることで体温が上がって脳が目覚めるからだ。糖質でも体温が上がるが、タンパク質のほうが効率がよいという明らかなデータがある。タンパク質は摂取カロリーの20％が熱産生に利用されるが、糖質や脂質はたった5％である。朝食にゆで卵を食べることは、実に理にかなっているといえる。

食事からタンパク質を摂ることが難しい場合は、プロテインパウダーを活用しよう。プロテインパウダー＋牛乳、プロテインパウダー＋プレーンヨーグルトなどの朝食を実践してみてほしい。私の朝食もプロテインパウダー＋プレーンヨーグルトが定番で、腹持ちがよく朝から元気いっぱい、仕事もサクサクはかどることを実感している。頭を使うビジネスマンこそ、朝食にプロテインパウダーを利用しよう！

ちなみにプロテインパウダーを飲むときに、甘みを入れたいのなら砂糖を使わないこと。砂糖は血糖値を急上昇させるが、砂糖以外の甘味料ならゆるやかにできるからだ。ダイエット甘味料として売られているものや、オリゴ糖、はちみつ、ラカンカエキスなどを常備しておきたい（図表8参照）。無糖ヨーグルトに甘みを加えるときも、これらの甘味料を使おう。私の場合、煮物

図表８　砂糖以外の甘味料の一例

- エリスリトール
- オリゴ糖
- スクラロース
- ステビア
- アスパルテーム
- メープルシロップ
- ラカンカエキス

の調理などにはラカンカエキスを愛用している。

卵でコレステロールは上がらない

卵を食べましょうと勧めると、「コレステロールが上がって動脈硬化のリスクが高まるのでは？」と不安になる人がいる。健康診断でコレステロール値が高いと注意された人なら「コレステロールを含む食品を控えましょう」と指導されて、とくに卵を避けているかもしれない。以前から卵を食べるとコレステロールが上がるという説が一般的になっていたが、最近になって否定されつつある。**食べ物から摂ったコレステロールがそのまま、体内のコレステロール値を上げるわけではない**からだ。

食事由来のコレステロールは体内総コレステロールの約５分の１で、残りの約５分の４は、主に肝臓で合成されていることをご存知だろうか。しかも食事から摂るコレステロールが増えた場合は、肝臓で合成する量を減らすよう調整するため、たとえ卵を一日10個食べても、コレステロール値が上昇して動脈硬化を引き起こすわけではない（※家族性高コレステロール血症の場合はこの限りではないため、主治医と相談を）。

卵を大量に食べてコレステロール値が上がったという過去のデータは、実はウサギの実験データによるものだ。草食動物のウサギが食べたことのない卵を食べれば、コレステロール値が上がるのは当然のこと。しかし雑食動物であるヒトはウサギとは代謝経路が異なるため、卵で上昇することはなく、むしろヒトの場合はコレステロール値が若干高めのほうが長生きするというデータがあるほどだ。コレステロールについて正しい情報を知らずに、むやみに卵を避けると脳の機能を低下させることになりかねない。

さらに卵の黄身に含まれているレシチンは、脳内の神経伝達における重要な働きを担っている。

脳内では神経細胞がバトンのリレーのように信号を送受信しているが、ちょうど電気が通る電線の役割をしているのが軸索《じくさく》という部分である。軸索のまわりにはミエリン鞘《しょう》といういわば絶縁体があり、このカバーがあることで信号がスムーズに次の神経細胞へと伝わっていく。しかし加齢や脳の栄養不足が進むとミエリン鞘が少なくなって、信号の伝達スピードが落ちたり、信号が途中でもれたりして次の神経細胞へ伝わらなくなる。考えがまとまらないときや物忘れするようになったときは、脳内で大切な信号が「漏電」しているのだ（図表9参照）。

図表９　物忘れのメカニズム

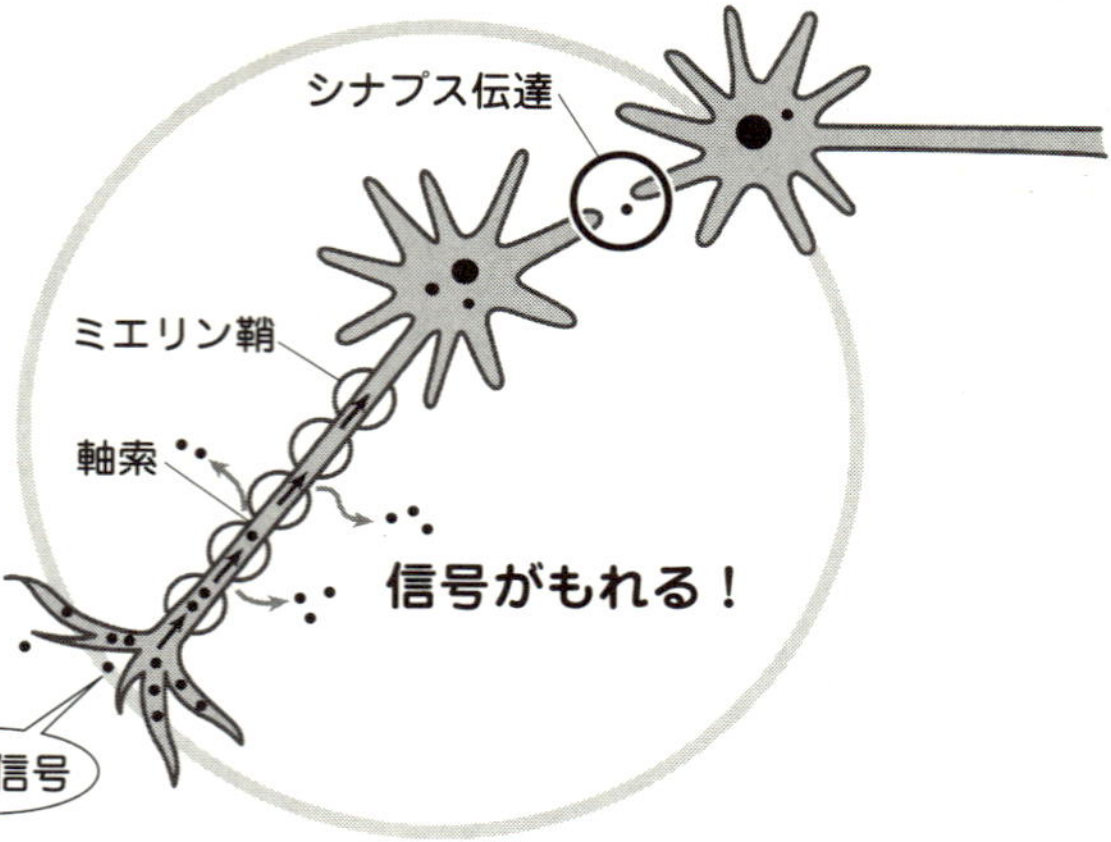

また52ページで頭の回転が早い男になるためには、脳内の神経伝達物質の信号が活発に行き来することが重要と書いたが、まさに神経伝達物質を素早く伝えるためにはミエリン鞘を丈夫にすることが重要である。そのために食べたいのが卵の黄身に含まれるレシチンという脂質である。さらに言えば、記憶を司る神経伝達物質アセチルコリンの原料もレシチンである。レシチンは頭の回転をよくする栄養素なのだ。

卵は必須アミノ酸の組成が理想的なバランスで含まれているプロテインスコア１００の食品であり、調理の過程で変性を起こすタンパク質の中でも生食ができる優秀な食品だ。**最低でも一日1個、卵を食べることをオススメする。**

仕事の効率を上げる食べ方

待ちに待ったランチで「しっかり食べて午後の仕事に備えよう！」とご飯を大盛りに頼むビジネスマンは、残念だが仕事の能率はあまり上がらないだろう。その理由はただひとつ、**精製された白米は体への吸収が早く、急激に血糖値を上げるために逆に低血糖症を起こす**からだ。

ならば仕事のためにご飯は禁止かといえば、そこまで厳しいことはいわないので安心してほしい。血糖値を上げるご飯を摂りすぎないようにする方法はちゃんとある。それは「食べ方」にポイントがある。

まずメニューは定食を選び、サラダやおひたし、酢の物など食物繊維が豊富な副菜を最初に食べてみよう。食事のはじめに食物繊維が胃に入ると、糖の吸収がゆるやかになって血糖値の上昇を抑《おさ》えることができる。続いて焼き魚やハンバーグなどタンパク質の主菜を食べて、ご飯はいちばん最後に食べるようにする。副菜や主菜を最初に食べることで満腹感を覚えるので、食べすぎを予防することもできる。

この食べ方はフレンチなど洋食のコース料理を食べる順番と同じである。最初に前菜、スープを食べ、メインディッシュの肉や魚料理を食べながら、ときどきパンをちぎって食べる。つまり和食のご飯も洋食のパンと同じように、添えものとして食べることがビジネスマンの新常識といえる。

昔は給食の食事指導で「三角食べ」といって、ごはん、主菜、副菜を同時進行で食べることがよいとされていた。しかし主菜を食べながらご飯を口に入れると、ご飯（糖質）を摂りすぎることになる。これでは日本人は1億総糖尿病になって闘病生活を強いられることになりかねない。21世紀の健康的な食べ方とは、①副菜②主菜③ご飯の順番で箸をつけることが正しいと認識を変えてみよう。

どうしてもご飯を食べたいというときは、白米ではなく玄米や発芽玄米、雑穀米など糖質の吸収がゆるやかな種類を選ぶようにするだけでいい。最近はレストランでも健康志向の高まりからご飯の種類が選べたり、家庭用の炊飯器でも手軽に炊ける発芽玄米や雑穀米のパックが売られていたりするので、上手に活用してみよう。

夕食のときも食べる順番は同じだ。お酒を飲む人であればおかずで晩酌をして、締めにご飯を少しだけ食べればいい。お酒は飲まないけれどご飯はしっかり食べたいという人であれば、豆腐を最初に食べてご飯は最後に食べるよう順番を変えてみよう。

なぜ豆腐を最初に食べるとよいのだろうか。空腹のまま食卓につくとたくさんご飯を食べたくなるものだが、まず豆腐を食べればお腹を落ち着かせることができる。以前流行《はや》ったダイエット法に、食事のはじめにキャベツの千切りを山盛り食べて食欲をコントロールするという方法があったが、豆腐は大豆が主原料の植物性タンパク質食品で、キャベツよりも食べごたえもあり食べすぎを抑えるには最適である。キャベツで食欲を抑えることができてもけっきょくお腹は満たされず、心が虚しくなってしまう。だから食べたいという欲求は抑えられない。その点タンパク質は心＝脳のバッテリー源のため、心を満たすことができるのでイライラすることはない。**これはダイエットにも役立つテクニックだ。**

じつは豆腐や納豆など植物性タンパク質は、毎日の食生活の中で意識して食べないと忘れてしまいがちな食材である。だからこそ夕食で冷や奴や納豆ご飯を食べることを、自分の食生活の中のルールとして決めておけば簡単だ。ちなみに納豆ご飯にするときはご飯の量を少なめにして、ご飯を食べすぎないようにしたい。

ランチの主食を抜いて居眠り防止

昼休みが終わり、午後2時ごろからはじまる会議はたいてい睡魔に襲われて苦労するというビジネスマンは、ランチに何を食べたか思い出してほしい。

ラーメンの麺大盛りにしてサービスのご飯をつけた、健康的に定食を選んだがお腹が空いていたのでご飯をおかわりした、あるいは時間がなかったのでおにぎり2個とシュークリーム1個をコンビニで買ってデスクランチにした……。いずれにしても、麺類や白米、スイーツなど糖質過多のランチでは低血糖症が起きて、食後30分〜2時間ほどの間に強い眠気がやってくるのは当然といえよう。

大事な会議が午後に控えているときは、ランチでラーメンやご飯大盛り、おにぎりだけなどのメニューは御法度だ。麺類、丼ものなど糖質過多の単品メニューは避け、定食を選んでなおかつご飯抜きにしてみよう。おかずだけ食べて、品数が足りないときは追加で冷や奴やおひたしなどの副菜を食べてもよい。少しだけでもご飯を食べたいのなら、食べる順番を前述のとおり副菜↓主菜↓ご飯とし、量は茶碗半分に抑えること。そうすれば、食後に眠気に襲われることなく、会議だけでなく夕方までサクサクと仕事がはかどるはずだ。

この「ご飯抜き」のテクニックには、応用編がある。**重要なプレゼンの前など、ここぞ！　というときにタンパク質が豊富なおかずを食べると、脳のパワーアップができる**のだ。ポイントは味つけに砂糖を使わない焼き魚や豚肉や鶏肉のソテー、唐揚げ、野菜炒め、ステーキなどを食べるだけ。さばのみそ煮、ぶりの照り焼きなどはたれに砂糖が多く含まれているので、食べるなら仕事が一段落したときならば安全といえる。会議用に会社で弁当を注文するときは「ステーキ弁当、ご飯少なめ」とすれば、有意義で明確な結論が出る会議となるだろう。

集中力の低下はビタミンB群不足

夕方が近づいてくると、もうひとふんばりしたいのに集中力が続かなかったり、疲れを感じたりして仕事の能率が下がることがある。こんなときに甘い缶コーヒーやお菓子に手を伸ばしても何の手助けにもならない。集中力の低下や疲れやすい原因を知って、どうすれば改善するのか科学的に解明しよう。

集中力というのは安定して脳がエネルギー産生できることで継続されるもの。つまり**エネルギー産生ができなくなったとき、集中力が切れてしまう**のだ。集中力を切らさないためには三大栄養素のタンパク質、糖質、脂質をエネルギーとして活用できる形に変える**ビタミンB群の働きが欠かせない**。

じつは糖質過多の食生活を送っていると、糖質をエネルギーとして使うビタミンB群を大量に消費するため、慢性的にビタミンB群不足に陥りやすい。ランチにラーメンやうどん、おにぎりなど糖質オンリーの単品メニューばかり食べていると、ビタミンB群を補給できるどころかどんどん失ってしまい、午後の仕事がはかどらずに残業が増えていくという悪循環にはまってしまうことになる。

疲れやすいというのも、ビタミンB群不足が招く症状だ。食べた栄養素をエネルギーに変換できないことに加えて、疲労物質の乳酸を活用できないことが関係している。

乳酸は糖質がブドウ糖となってエネルギー産生するときに出てくる物質で、いわば不要品のような存在。そのままでは粗大ゴミと一緒で邪魔になるだけで、体にとっては疲労感を強くするだけだ。しかし体内にビタミンB群があれば、乳酸をもう一度エネルギー産生の回路へ運ぶことができるため、不要品ではなくエネルギーとしてリサイクルしてくれる。このシステムはビタミンB群があれば持続的にエネルギー産生ができるため、疲れを感じることなく仕事を続けることができて、能率アップにもひと役かってくれるだろう。

ビタミンB群を含む食材は豚肉、うなぎ、かつお、まぐろ、レバーなど主に動物性タンパク質だ。ビタミンと聞くと野菜や果物に豊富に含まれるイメージがあるかもしれないが、それは主にビタミンCの場合で、ビタミンB群を摂るには肉や魚を食べることを意識すればいい。しかもタンパク質は脳のバッテリー源としていちばん効率がよく燃費もよいため、ランチで肉や魚介類などを食べれば自動的にビタミンB群を一緒に摂取することになり、タンパク質をバッテリーとし、ガソリンとなる糖質や脂質をビタミンB群がどんどん活用してくれるというエネルギー産生のオートメーション化が可能になるといえる。

仕事中、集中力の低下や疲労感を覚えたときに手軽に食べるとしたら、ビタミンB群を含むピーナッツ、アーモンド、くるみなどのナッツ類をおすすめしたい。またデスクで肉や魚を食べるわけにはいかないが、ビーフジャーキーやするめなどのおつまみ系のスナックも、せんべいやクッキーを食べることに比べたら、脳のためになる間食といえる。コンビニで小腹が空いた時用に何か買うとしたら、お菓子やスイーツのコーナーには足を踏み入れず、おつまみコーナーでセレクトすることが基本と覚えておいてほしい。

ちなみにビタミンB群の中のビタミンB_6が豊富なバナナは、スポーツ選手のスタミナ補給食としてなじみのある食品だ。ミネラルのカリウムも含み栄養価の高い食品であることは確かなのだが、糖質である果糖が多く、タンパク質が少ないことがデメリットといえる。

バナナにはトリプトファンが含まれているからセロトニン合成に役立つといった説を唱えている学者もいるが、バナナ一本の中に含まれるトリプトファンは一日の必要量の２％程度しかない。

スポーツ選手がバナナを食べているのは、試合にすぐ使うエネルギーとして果糖に速効性があるからだ。また果糖は糖質として筋肉のエネルギー源となるため、筋肉を最大限に使うスポーツ選手にとっては、なくてはならない栄養素となる。某格闘家も試合前には必ずバナナを食べて臨むという話を聞いたことがある。

しかしスポーツ選手が使うエネルギーの所要時間は、およそ30分から1～2時間程度。それ以上かかる場合でも、エネルギー利用しやすい糖質を補給しながら戦っている。なぜならスポーツ選手にとって必要なのは、筋肉に必要な瞬発力のエネルギー源だからだ。

ところがビジネスマンは最低でも、一日約8時間続けて闘わなくてはならない。バナナには速効性はあるが持続性はない。スポーツ選手のまねをしてバナナでエネルギー補給しようとすれば1時間おきに食べるという工夫が必要になるといえよう。しかしそれでは現実的な方法とはいえない。

ビジネスマンに必要なのは筋肉のエネルギーではない。脳を働かせる持続力のあるエネルギー補給であり、それは糖質の多いバナナではなくタンパク質なのだ。

ちなみにマグロの赤身80グラムに含まれるトリプトファン量は256ミリグラムで一日の必要量の85・3％に相当する。ならばマグロの赤身の方が効率がよい。

頭を働かせるために必要な栄養素がわかれば、おのずと何を食べればよいのか見えてくる。朝食、昼食でタンパク質をしっかり摂れば、セットでビタミンB群がついてくるので、これこそ効率のよい食べ方といえよう。

和風テイストに要注意

レストランでサラダを頼んで「ドレッシングは和風、フレンチ、中華ごまのどれになさいますか？」と聞かれたとき、健康のためという理由で「和風ドレッシングで」と選んでいないだろうか？　**和風という言葉がつくと「ヘルシー」「カロリーが低そう」というイメージを持つ人がたくさんいるが、それは単なる思いこみにすぎない。**

ドレッシングやめんつゆ、煮物のたれなど味つけに便利な加工品には、驚くほど多くの砂糖が使われている。食品の旨《うま》みというのは油か糖分によるもので、フレンチドレッシングよりも一般

図表10　調味料の一例

	含まれる炭水化物（100グラムあたり）
和風ドレッシング	16.1グラム
フレンチドレッシング	5.9グラム
マヨネーズ（全卵型）	4.5グラム
マヨネーズ（卵黄型）	1.7グラム

（参考：『新カラーグラフ食品成分表』五訂増補／実教出版）

的に油の量が少ない和風ドレッシングは、おいしさを砂糖で出すしかないため糖質（表では炭水化物量として表記）の量が増えているのだ（図表10参照）。ちなみに低脂肪乳は生乳の脂肪分を減らすことで健康志向が強い牛乳のような気がするが、牛乳本来の脂肪分の旨みを減らした分、おいしくするためにクリームや砂糖が加えられている。

もともと和食は味つけに砂糖がよく使われる。煮物のほっくりした味わい、照り焼きのこんがりした焼き目などはすべて砂糖が入っているためだ。とくに砂糖が多く使われている料理が多く並び、糖質過多の食生活を送ってしまうのが正月休みではないだろうか。

おせち料理は保存がきくように、調理にたくさんの砂糖が使われている。たとえば田作り、栗きんとん、黒豆、煮物などはその代表格といえる。正月太りをするのは運動不足と食べすぎだけでなく、砂糖をいっぱい使った料理を食べていることも関係している。ドリンクやお菓子の砂糖は意識して減らすことができても、意外と気づかずにとってしまうのが料理に使われている砂糖なのだ。

さらに和風ドレッシングより強敵なのが、「ノンオイルドレッシング」だ。油が入っていない=健康であるという考えは、この際捨て去ったほうがよい。油の旨みが入っていないのだから、必然的に砂糖を大量に入れるしかないのだ。

糖質過多になれば、待っているのは血糖値の急上昇とインスリンの過剰分泌により、メタボリックシンドロームになり糖尿病のリスクが高まるということだ。現在40歳以上の日本人の10人に1人は糖尿病患者といわれ、今もその数はひたひたと増え続けている。

その理由のひとつに肥満があると言われているが、ここに大きな落とし穴がある。肥満の原因は何かと聞かれたら、ほとんどの人が「脂質の摂りすぎ」と答えるだろう。しかし**脂質を摂ってもほとんど血糖値が上がらないため、インスリン分泌はされず内臓脂肪は増えにくい**。欧米人のように700グラムのTボーンステーキをペロリと食べてしまうのならいざ知らず、日本人が食べられる量の脂質では内臓脂肪の増加には直結しにくいのだ。

それよりも健康的だと思っている和食の味つけや市販のたれやめんつゆなどに含まれている砂糖を摂ることで、血糖値が上がってインスリンの分泌に負担をかけていることに気がついてほしい。**メタボリックシンドロームや糖尿病を予防するためにやせようと思うのなら、脂質ではなく**

図表11　商品原材料名のサンプル

食品名	あんぱん
原材料名	つぶあん、小麦粉、砂糖、卵、マーガリン、パン酵母、食用油脂、脱脂粉乳、黒ごま、食塩、○○、○○…………

食品名	ロールケーキ
原材料名	砂糖、小麦粉、卵、ファットスプレッド、水飴、砂糖混合異性化液糖、植物油脂、マーガリン、○○、○○…………

食品名	食パン
原材料名	小麦粉、砂糖混合ブドウ糖果糖液糖、マーガリン、パン酵母、食塩、○○、○○…………

食品名	ノンオイルドレッシング
原材料名	ブドウ糖果糖液糖、しょうゆ、醸造酢、食塩、調味料(アミノ酸など)、○○、○○………

食品名	めんつゆ
原材料名	しゅうゆ、風味原料(かつおぶし、こんぶ)、糖類(ブドウ糖果糖液糖、砂糖)、食塩、みりん、調味料、○○………

食品名	味つけポン酢
原材料名	しょうゆ、柑橘果汁、砂糖、食塩、醸造酢、清酒、みりん、かつおぶし、こんぶ、○○、○○…………

食品名	チョコレート菓子
原材料名	砂糖、小麦粉、ココアバター、ショートニング、全粉乳、植物油脂、カカオマス、○○、○○…………

普通の缶コーヒー

食品名	コーヒー
原材料名	コーヒー、牛乳、砂糖、全粉乳、脱脂粉乳、デキストリン、香料、○○、○○…………

無糖コーヒー

食品名	コーヒー
原材料名	コーヒー

糖質を減らすべきなのだ。

市販品を購入するときは、含まれる糖質量をチェックしよう。方法は簡単だ。パッケージの裏などにある食品の原材料名を確認すればいい（図表11参照）。原材料は多く含まれるものから明記されているため、最初のほうに書いてあるものは量が多いということ。砂糖、果糖、ブドウ糖果糖エキスなど糖質が含まれていないもの、または含まれていても後半に明記してあるものを選ぶことを基準としよう。菓子パンやスイーツなど甘いものは当然だが、食パンやポン酢など「甘いもの」と認識していない食品にも多く含まれているので、必ずチェックしてから買いたい。

サラダだけでは健康になれない

今日食べた野菜は、ざるそばの刻んだねぎだけだった……。そんな食生活を送るビジネスマンが多いせいか、野菜不足を気にして積極的にサラダを食べるよう気をつけている人が増えてきた。女性であれば、ランチでビーフカレーではなくベジタブルカレーのほうがヘルシーだと思って選び、さらに玄米食などに傾倒している人も増えているとか。

もちろん野菜にはビタミンやミネラルが含まれ、何より食物繊維が豊富なことから腸の健康に必須《ひっす》の食材だ。しかしベジタリアンやマクロビオティックのように、野菜や穀類、大豆や大豆製品などの植物性食品に偏った食生活は分子整合栄養医学に基づくと、けっして健康的とはいえない。**草食で健康でいられるのは草食動物だけで、雑食動物であるヒトはいろいろな食品から栄養素を摂ることで心身の機能がバランスよく働くようになっているから**だ。

なぜ草食動物が草だけを食べて元気でいられるかといえば、胃腸の中に棲《す》む微生物が必要な栄養素をつくり出しているからにほかならない。微生物は植物の細胞壁に含まれるセルロースを分解してブドウ糖を作ったり、アミノ酸合成をしてタンパク質を作ったりしている。さらに消化管の一部にある発酵タンクで、細胞壁の成分を発酵させて短鎖脂肪酸を作ることができる。この脂肪酸はエネルギー源として利用されるため、草食動物はタンパク質や脂質を摂らなくても、問題なく体が機能しているのだ。

しかしヒトの胃腸には、この微生物は棲んでいない。野菜や穀類だけでなくプロテインスコアの高い動物性食品を摂らないことには、健康を維持できないようになっている。タンパク質は肌や髪、血液、血管、骨など体を作る基礎であり、脳の神経伝達物質の原料でもあるため心の健康も担っている。私たちの体の20％はタンパク質などのアミノ酸でできているのだ。また肉や魚に含まれるよい脂質は、体の細胞ひとつひとつの膜を丈夫にしたりホルモンの原料となるなど、まさに心身の潤滑油となっている。

極端な野菜不足は改善しなくてはいけないが、「野菜を食べていれば健康」といった間違った健康情報も信じないほうが賢明といえる。

野菜ジュースで不健康になる

野菜不足解消のために、野菜ジュースを飲んでいるという健康的習慣が本当は体の害になっているとしたら、驚くだろうか。しかしこれは真実である。

クリニックを訪れる患者さんにも、「野菜を食べられない分〝1日分の野菜が入っている〟というジュースでバランスをとっています」とにこやかに話される人がいるが、野菜に限らず栄養素はできるだけ素材に近い形で食べることが基本。栄養のバランスがよさそうに見えても、野菜ジュースの中身の実力にはあまり期待できない。その理由は次の3つだ。

①野菜に含まれるビタミンやミネラルは加工の段階からどんどん変性していく。消費者の手元に届くころには加工から時間が経過している分、ビタミンやミネラルは酸化してしまうため、効果を発揮できるほどの鮮度は残っていない。

②野菜を食べると、食物繊維が腸の働きをサポートしたり腸内細菌の状態をよくしたりすることができる。しかし野菜ジュースは素材をミキサーにかけているため、食物繊維が分解されてしまっている。

③野菜には多くの糖質が含まれており、さらにミキサーにかけることで吸収されやすくなって

いる。また味をととのえるために果物が入っているものが多いが、果物には血糖値を上げやすい果糖が含まれる。しかも果糖はブドウ糖よりも酸化しやすく、内臓脂肪を増やすことがわかっておりメタボリックシンドロームになりやすい。

つまり**健康を意識して飲んでいるはずの野菜ジュースを飲み続けると、糖尿病になる可能性が高くなる**という、真逆の結果になるかもしれないのだ。

分子整合栄養医学では、液体からカロリーを摂らないという考え方の大原則がある。本来栄養というのは、素材を口に入れて咀嚼《そしやく》し、胃腸で消化・吸収するという過程を経て全身に届けられるものだからだ。それをスキップして、ゴクゴクと飲むことですませてしまっては意味がなくなってしまう。

野菜ジュースは食事のかわりにはならない。またビタミン補給としても不足だ。チョコレートやまんじゅうなどのスイーツのかわりに、たまに飲むおやつであると私は思っている。お菓子を食べるくらいなら、まだましという程度だ。どうしても野菜ジュースが飲みたいというのなら、手作りの野菜ジュースをフレッシュな状態で飲んでほしい。

酒は選べば百薬の長

仕事のあとの一杯のために仕事を頑張れる、そんなビジネスマンは少なくないだろう。また晩酌がストレス解消になっている人、仲間と飲むことやその場の楽しい雰囲気に癒《いや》されるという人もいるはずだ。このようにお酒は生活の息抜きや潤《うるお》いとなる存在なのだが、飲み方を間違うと、かえって心身に悪影響を与えてしまう。これは飲みすぎによって、肝臓に負担がかかるだけではない。お酒の中でもビールや日本酒などは〝糖質の多いお酒〟で、心と体を疲れさせるアルコールなのだ。

これまで弊害を説明してきたとおり、糖質は摂りすぎると急激に血糖値が上がることになる。そうなると上がった血糖値を下げるために、膵臓から大量にインスリンが分泌されて、血糖値は急降下する。このとき吸い込まれるような眠気や集中力の低下、だるさなどを感じることになる。また血糖値の乱高下が起きる低血糖症は糖尿病の発症の可能性が高く、糖尿病になってしまうと動脈硬化による血管障害、腎障害などへ進行することもある。「甘くみていると痛い目を見る」とはこのことなのだ。

たしかに糖質はエネルギーの原料となる重要な栄養素であり、摂らなくていいわけではない。問題なのは、精製された糖質を摂りすぎる現代の食生活にある。つまり**お酒まで糖質の多い種類**

を好んで飲んでいれば、糖質過剰になってしまう。楽しくお酒を飲んだはずなのに、「疲れが残っている」「翌朝気分がすっきりしない」ときは、ビールや日本酒などを多く飲んだために、体の糖代謝に負担がかかったことが原因と考えられる。

心身によいお酒にするには〝糖質の少ないお酒〟を選ぶこと。ビールや発泡酒、日本酒、紹興酒、梅酒などは糖質が多いので避けるようにしよう。どうしてもビールが飲みたいときははじめの1杯だけ飲み、2杯目は本格焼酎やウイスキーのロックやブランデーなど糖質を含まない蒸留酒を選べばよい。おおざっぱにいえば醸造酒には糖質が多く、蒸留酒は糖質が少ない。飲むなら蒸留酒と覚えておけば簡単だ。

ただし甘いジュースや果物のジュース、甘い炭酸水で割ったサワー類はNG。割るときは水割り、お湯割り、ウーロン茶割り、無糖の炭酸水で割ったものを注文しよう。家で飲むときは、最近増えている「糖質オフ」や「糖質ゼロ」の発泡酒や日本酒がおすすめだ。ただし「糖質ゼロ」の表記は、100ミリリットル中の糖質が0・5グラム以下となっている（厚生労働省定義）。飲みすぎれば糖質を摂取してしまうので、飲む量はほどほどに。またカクテルや酎ハイであれば「糖類ゼロ」のものを選びたい。

そして飲むときはつまみの選び方も重要となる。お酒を飲むと、アルコール代謝のために多くの栄養素が消費されていく。とくにビタミンB群の消費が激しく、これらは脳の働きに必要な栄養素。飲みすぎた翌日に二日酔いにはならなくても、頭が回らない、やる気が起きないときは、脳に必要な栄養素が不足している証拠といえる。

当然食べたいつまみは、アルコールで失われるビタミンB群を含む食材となるが、事細かに食材をネットで検索する必要はない。「**がっつり肉食系つまみ**」**と覚えればOKだ。**

肉類や魚介類の動物性タンパク質にはナイアシンやビタミンB_{12}などビタミンB群が豊富。砂糖を使った甘い味つけを避けて焼き鳥なら塩、刺身、魚の塩焼き、牛すじと豆腐の煮込み、豚肉のねぎ塩焼き、牛肉たたき、チーズや納豆入りのオムレツなどが好相性のつまみとなる。意外と居酒屋メニューの多くは、糖質量をコントロールしやすいヘルシーメニューがそろっているといえる。サラダも、チキンサラダや海鮮サラダなどタンパク質メインのものを頼み、野菜スティックや生キャベツなど、野菜オンリーのものは注文しないこと。定番のフライドポテトは、糖質の多いじゃが芋を使うので避けたい。肉じゃが、照り焼きなど砂糖を使う甘い味つけのメニューも、心を疲れさせるつまみだ。

ところで飲んだ後は「締めのメニュー」として、お茶漬けや焼きおにぎりを注文したり、ラーメン店に寄ったりしていないだろうか。食べたくなる理由は血糖値のアップダウンにある。**ビールや日本酒など血糖値を上げるアルコールを飲むと低血糖症の状態になり、脳はエネルギーが足りない＝お腹が空いたと感じてしまう。**このため速効性のあるエネルギー源として、手っ取り早

図表 12　糖質の多いお酒と少ないお酒

食品名	常用量 (g)	カロリー (kcal)	糖質 (g)	目　安
清酒	180	193	8.1	1合
ビール	350	140	10.9	中1杯
発泡酒	350	158	12.6	中1杯
ワイン白	60	44	1.2	ワイングラス1杯
ワイン赤	60	44	0.9	ワイングラス1杯
ワインロゼ	60	46	2.4	ワイングラス1杯
紹興酒	50	64	2.6	
梅酒	50	78	10.4	ワイングラス1杯
焼酎甲類	180	371	0.0	1合
焼酎乙類	180	263	0.0	1合
ウイスキー	100	237	0.0	
ブランデー	100	237	0.0	
ウォッカ	100	240	0.0	
ジン	100	284	0.1	

ビール、発泡酒、梅酒は糖質が多い。ワインを飲むならロゼより白、白より赤なら糖質が少ない。一方焼酎やウイスキー、ブランデーなど蒸留酒は完全に糖質ゼロのアルコール。

（参考：『主食を抜けば糖尿病は良くなる！ 実践編』江部康二 著／東洋経済新報社）

図表13　糖質と糖類

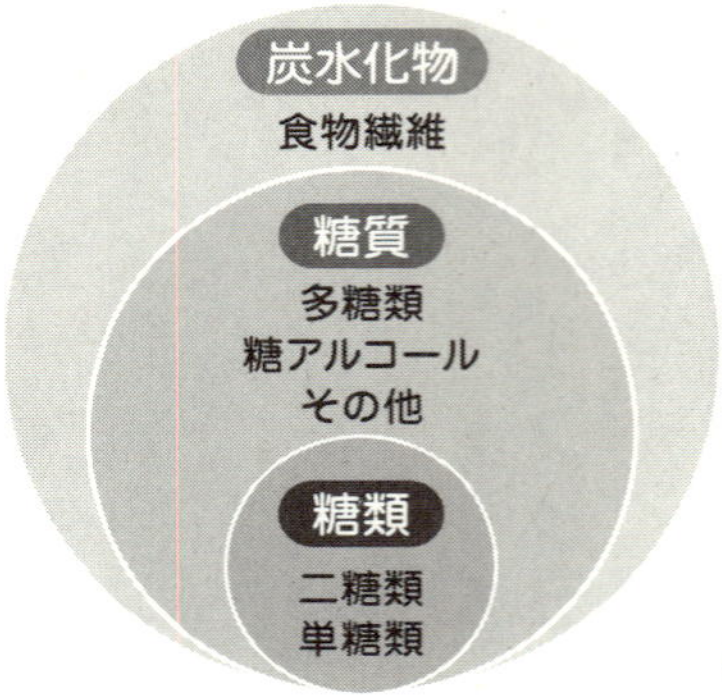

炭水化物
食物繊維
糖質
多糖類
糖アルコール
その他
糖類
二糖類
単糖類

（参考：アサヒビールホームページ）

炭水化物

炭水化物＝総重量－（水分＋タンパク質＋脂質＋ミネラル＋アルコール）
＝糖質＋食物繊維

糖質

糖質＝炭水化物－食物繊維
＝糖類＋三糖類以上の多糖類＋糖アルコール＋その他

「糖質ゼロ」とは、この部分がゼロのことです。

糖類

糖類＝単糖類＋二糖類

「糖類ゼロ」とは、この部分がゼロのことです。

い糖質を本能的に欲するため、お茶漬けやラーメンをどうしても食べたくなってしまうのだ。しかし糖質を抑えたアルコールを楽しみ、タンパク質中心のつまみを食べれば、ラーメン屋ののれんに誘われて食べてしまう間違いを起こす確率は格段に減っていくと約束しよう。

糖質ゼロと糖類ゼロの違いとは？

栄養表示基準に従って、市販品に含まれる栄養表示はエネルギー、タンパク質、脂質、炭水化物、ナトリウムの5成分表示となっている。炭水化物は「糖質＋食物繊維」、糖質は「糖類＋多糖類＋糖アルコール＋合成甘味料」のこと、糖類は「二糖類＋単糖類」と定義されている。つまり糖質は炭水化物から食物繊維を除いたもの、糖類は糖質の中の二糖類、単糖類の総称となる。ちなみに糖類ゼロは二糖類（砂糖、乳糖、麦芽糖など）、単糖類（ブドウ糖、果糖など）を含まないと「無糖」と表記できる。とはいえ糖アルコールのキシリトールやマルチトールが含まれていれば砂糖の3分の1は血糖値を上げるため、成分表示でどの糖類が入っているかチェックしよう。糖類がエリスリトール、アスパルテーム、アセスルファムカリウム、スクラロースであれば問題ない。

痛風とプリン体は無関係!?

お酒好きの方が健康診断でヒヤヒヤするのが、「γ-GTP」と「尿酸値」の数値ではないだろうか。とくに尿酸値が高いと指摘されたら、その抜け道として「プリン体オフのお酒を選べば大丈夫だろう」と考えているのでは。そしてレバーやウニなど、プリン体を含む食品を食べなければ、来年の検診はパスできると安心しているかもしれない。

しかし最近の医学界の常識では、**尿酸値の上昇とプリン体を含む食品の摂取はほぼ無関係となっている**。検診の担当医から「プリン体を含む食品やビールは控えてくださいね」と指導されているかもしれないが、いまだに多くの医師が認識していないことなので仕方のないこととも言える。尿酸値が高い状態が続くと、高尿酸血症となり、足の親指が痛む（痛風発作）など関節の炎症が起きる。さらに血管障害が進んで動脈硬化となり、腎障害や心筋梗塞《こうそく》など深刻な疾患の引き金となりかねない。痛風は美食とアルコールが原因の贅沢病と、笑ってはいられないのだ。

そもそもプリン体とは何なのだろうか。プリン体とは核酸が分解された物質で、さらに分解されて尿酸となる。核酸は細胞が合成されるときの元となり、遺伝子（DNA、RNA）を作る重要な存在だ。しかし核酸のほとんどが肝臓で合成されており、体に必要な量を調整するため食事から摂ったプリン体（＝核酸）が多くても、尿酸値が上昇することはない。尿酸値の上昇には、次の3つの原因が関係しているのだ。

①アルコールの飲みすぎ。
お酒を飲むと体内でアルコールを代謝するために、ビタミンB群のうちビタミンB_{12}、葉酸（ビタミンB群の一種）が大量に消費される。じつは核酸には体内でリサイクルされる仕組みがあり、そのためにはビタミンB_{12}と葉酸が不可欠となっている。しかしこれらのビタミンがアルコールによって消費されてしまうと、リサイクルに必要な分が足りなくなるため、核酸は使われることなく余ってしまう。この余った核酸が尿酸となり、尿酸値が上がってくる。尿酸値が上昇するのはプリン体が多いビールを飲むからではなく、アルコールをたくさん飲むことでビタミンB群が不足することが原因だ。

②ストレスによる活性酸素の発生。

私たちの体はストレスを受けると大量の活性酸素を発生する。防御反応として、この活性酸素を消去するために体内のビタミンCを大量に消費してしまう。たとえば仕事で徹夜続きとなり、やっと終わったと思ったら風邪をひいたという経験は、仕事のストレスでビタミンCを消費したために免疫力が落ちたことが関係している。このときの活性酸素と戦っているのは、ビタミンCだけでなく尿酸も働いていることがわかっている。つまり尿酸値が上がるというのは、ストレスが増えたことと比例しているのだ。

③インスリンの過剰分泌が起きると、尿酸値が上がる。

糖質を摂り過ぎているとインスリンが過剰分泌して高インスリン血症になり、腎臓での尿酸排泄を低下させる。と同時に肝臓でも酵素活性が低下して、尿酸の合成が亢進し、結果的に高尿酸血症となる。

高尿酸血症はメタボリックシンドロームと密接に関係している。糖質を制限したメタボ対策はここでも役に立つ。

尿酸値が高いと指摘されたらお酒を飲む量を控えめにし、インスリンを過剰分泌させない糖質を含まない蒸留酒、または糖質ゼロや糖質オフのアルコールを飲むよう心がけてみよう。また94ページの酒のつまみの選び方のとおり、タンパク質が豊富なメニューを食べればアルコールによって消費されるビタミンB_{12}と葉酸を補えるので、核酸のリサイクルをサポートできる。つい飲みすぎたときは、ビタミンB群のサプリメントを摂ってもよい。

もうひとつ注意したいのは、**アルコールを飲んだあとに運動をしない**ことだ。痛風発作は運動のあとに起きやすいのだが、運動をすると疲労物質の乳酸が急激に増えるため、尿酸の排泄が阻害されてしまうことがわかっている。もちろん運動後の水分補給に冷えたビールを一杯というのも、やめておこう。尿酸値を上げる元になる。

外食、コンビニ食の正しい選び方

現代人の食生活は「飽食時代の栄養失調」といえる。そのなかで心身の健康に影響を与える悪い習慣が、これまでくり返し書いてきた糖質の摂りすぎにある。

精製技術の発達によりパンや麺類、白米が主食となり、砂糖やブドウ糖果糖液糖など精製された甘味料を使い、保存や冷蔵技術が整ったことで和菓子や洋菓子を日常的に食べられるようになった。健康のために果物を食べようと思っても、売るために品種改良により糖度の高い甘い果物を作らないと売れないというのだから、いかに「甘さ」に慣らされているかがわかる。

便利な加工食品やインスタント食品にも多くの砂糖やブドウ糖果糖液糖などが使われており、外食やコンビニの弁当から糖質を避けることはなかなか難しいのが現実だ。かといって、毎日手作り弁当を持って出勤し、夕食は自炊しようというのも現実的ではない。そこでビジネスマンが簡単に実践できる、糖質制限テクニックをあげてみよう。

まず**外食をするときは血糖値を上げるラーメン、そば、うどんはできるだけ食べない**こと。時間がないとき、営業まわりの途中で空いている店が立ち食いそばしかないという緊急事態のときは、タンパク質の具が多いメニューを選び、麺を半分残すようにする。たとえば天かす（小麦粉が原料で糖質の固まり）入りのたぬきそばではなく、卵が入った月見そばならＯＫ。ラーメンは煮卵、チャーシューをトッピングして具だくさんにしたい。

ちなみに博多ラーメンでは麺のお替わりに「替え玉」があるが、「替え肉」といってチャーシューを追加できるシステムもある。医師としてはあまりラーメンをおすすめしたくないのだが、これならタンパク質を食べられるのでよいかもしれない。パスタは血糖値の上昇がゆるやかな糖質のため、他の麺類を食べるよりはＯＫといえる。

牛丼など丼ものを食べるときは、「具多め・ご飯少なめ」で注文を。ご飯は半分だけ食べることにする。知り合いのビジネスマンに聞いたところ、某牛丼チェーンでは「あたま大盛り」と注文すると大盛り料金で肉だけ大盛り、ご飯は並盛りという頼み方ができるそうだ。

デスクランチなどでパンを食べるときは、タンパク質が具材のサンドイッチを。カツサンド、ローストビーフサンド、ミックスサンドを選びドリンクは無糖のコーヒーやミネラルウォーターを。

定食を食べるときは77ページのとおり、副菜と主菜をメインに食べて、ご飯は半分だけ食べよう。ファミリーレストランなどではハンバーグ、チキンソテー、さばの塩焼きなどおかずだけ注文できる店も多いため、ご飯抜きにすることもできる。ご飯を食べたい人は、白米ではなく玄米や雑穀米に変更できる店に行くことで問題はクリアとなる。

「タンパク質のおかずをメイン、ご飯はサブ」のルールにのっとれば、コンビニで買うときにも役に立つ。むしろ外食でそばや丼など糖質の多いメニューしかないときこそ、コンビニを賢く活用しよう。

弁当やおにぎり、カップ麺は買わず、おかずだけ買うようにしたい。ハンバーグや焼き魚、肉豆腐、肉野菜炒めなどが○。注意したいのが揚げものの衣や餃子の皮、付け合わせのフライドポテトやマカロニなどで、これらは糖質が多いため×。またおでんのちくわ、さつま揚げ、はんぺんなどの練り物にはつなぎにでんぷん粉が使われているため糖質過多となる。食べるときは大根、つみれ、卵、こんにゃくなど糖質が少ない具をチョイスしよう。

サラダを食べるなら、やはりタンパク質が入った豚しゃぶサラダ、チキンサラダ、ツナやゆで卵のサラダを。ポテトサラダ、マカロニサラダは×。グリーンサラダしか残っていなければ、ツナ缶やコンビーフ缶を買ってのせて食べればよい。

図表 14-1　外食のポイント

定　食	おかずを先に食べて、ご飯は半分残す。 ご飯を玄米や雑穀米にしてもよい。
丼もの	具を先に食べて、ご飯は半分残す。
麺　類	タンパク質の豊富な具材のメニューを選び、麺は半分残す。
パ　ン	カツサンドなどタンパク質を摂ることのできるサンドイッチを食べる。

※食べてはいけないメニュー

おにぎりのみ、チャーハンのみ、ラーメンライス、ラーメンと餃子、うどんと混ぜごはんのセットなど。

図表 14-2　主なコンビニ食のポイント○× 早見表

○ハンバーグ、肉豆腐	×餃子、フライドポテトなどの揚げもの
○おでんの大根、卵、つみれ	×おでんのちくわ、はんぺん
○豚しゃぶサラダ、ツナや卵のサラダ	×ポテトサラダ、マカロニサラダ
○ツナ缶、コンビーフ缶、オイルサーディン、魚介の水煮缶	×いわしの蒲焼き缶、さばのみそ煮缶
○長ねぎ、しじみなどのみそ汁	×春雨スープ

（参考：「dancyu」満腹ダイエット／プレジデント社）

このとき缶詰の選び方にもポイントがある。いわしの蒲焼き、さばのみそ煮など味つきの缶詰は、甘辛のたれに糖質がたっぷり含まれている。ツナ缶やコンビーフ缶のほか、オイルサーディン、魚介の水煮缶ならばしょうゆやマヨネーズで食べれば安心だ。

汁物を買うときは豆腐、長ねぎ、しじみなどシンプルなみそ汁なら糖質が少ない。カロリーが低くヘルシーとされている春雨スープは、残念ながら糖質が多いためおすすめできない。図表14に外食とコンビニの食べ方のポイントをまとめたので、参考にしてほしい。

よい油は頭の回転を早める

揚げものの油や肉の脂は、体に悪いと漠然と思っている人は多いが、その理由を知らないと損をする。油は摂りすぎると肥満を招いたり脳の働きを悪くするが、すべての油が悪いわけではない。脳にとってよい油を食べて、悪い油は食べないようにするコツを知ることが重要なのだ。

脳にとって悪い油とは食パン、菓子パン、洋菓子、スナック菓子、ファストフードなどに使われるマーガリンやショートニングだ。これらはトランス脂肪酸といって、脳の神経伝達物質の働きを混乱させることがわかっている。

最近になってコンビニ業界やファストフード店で、トランス脂肪酸を含む食品の扱いを減らす、あるいは全廃する方向で積極的に取り組む方針になってきているという。これらの加工食品

図表15　脳にいい油、悪い油

（淡色）積極的に摂りたい油　（濃色）なるべく避けたい油

脂肪酸の種類	飽和脂肪酸（主に動物性脂肪に含まれる）	不飽和脂肪酸			
		一価不飽和脂肪酸	多価不飽和脂肪酸		
		オレイン酸	ω-3系		ω-6系
			α-リノレイン酸	EPA/DHA	リノール酸
食物	牛脂、ラード、バター、チーズ、卵黄、肉類の脂身、洋菓子など	オリーブオイル ナッツ類	亜麻仁《あまに》油 シソ油 エゴマ油	青魚	コーン油 ベニバナ油 大豆油

を買うときは、販売店のホームページや図表15を参考に、原材料名をチェックしてできるだけ食べないようにしたい。

　いっぽう**脳によい油として、積極的に食べたいのが青魚の脂の「EPA」と「DHA」**。これらは不飽和脂肪酸といって、脳の働きを高めてくれる良質の油だ。

　なぜ油が必要かといえば、細胞というのはひとつひとつが脂質の膜で包まれており、細胞が正常に働く絶対条件になっている。とくに脳細胞の神経ネットワークは複雑に絡み合っているが、そのネットワーク内を情報が自在に進むためには細胞の柔軟性が必要になる。その柔軟性こそ、ぷりぷりの脂質で包まれた細胞の柔らかさにあるのだ。

　また細胞膜を通して、細胞まで栄養素やホルモンの出し入れが行われており、十分な脂質でしっかりした細胞膜を維持しておかないとスムーズに出し入れができずに、細胞レベルで機能が低下することになる。脳の乾燥重量の約50%は脂質でできている。したがって頭の回転をよくするためには、よい脂をとることが重要であることは明らかなのだ。

中国には「油断大敵」、つまり「油を断つことは大敵」という思想がある。野菜を大量にとるには油で炒めるのが効率よく、強い兵隊を作るために編み出された調理法であるとも言われている。

食べ方のポイントとして、さんまやあじ、いわしなどの青魚を食べるほかに他の油の摂り方とのバランスが重要になってくる。脳によい不飽和脂肪酸にはω3系とω6系の油の2種類があり、食用油として食べる機会の多いコーン油やベニバナ油、市販のドレッシングなどの油はリノール酸のω6系の油がほとんどだ。しかも食品として食べる肉や豆腐、麦にもリノール酸が含まれるため、食べていないつもりでもω6系を多く摂ってしまいバランスが崩れてしまうので注意が必要だ。

バランスをとるためには、ω3系の油を積極的に料理に使うようにしよう。シソ油、エゴマ油、亜麻仁油がω3系の油だが、熱に弱いので、これらを使って青魚のカルパッチョなどを作ってみてはどうだろうか。また、一価不飽和脂肪酸のオリーブオイルを調理に使うとω6系とのバランス調整に役立つので、サラダのドレッシングなどに使ってみよう。そういう私も家でサラダをつくるときは、香り高いエキストラヴァージンオリーブオイルに塩を少量かけただけのシンプルなドレッシングで食べている。ゴマ油はリノール酸とオレイン酸の両方が入っており、炒め物などに使うときはコーン油よりもずっといい。

またタンパク質不足の現代人に肉を積極的に食べるように勧めているが、肉の脂身や乳製品の脂肪分は、飽和脂肪酸といって食べすぎると血流障害や脂肪の蓄積、中性脂肪の増加など健康によくない影響を与える。食べるときは脂身を除く、ヒレ肉やモモ肉など赤身の部位を食べる、しゃぶしゃぶや焼き肉など脂を落とす料理法にするなど工夫してみよう。

声のハリが仕事を成功に導く

会議で意見をいうとき、初めて会った取引先と名刺交換をするとき、はっきりと元気な声で対応すると好感度が高くなるだろう。これはいわゆる体育会系の「よろしくお願いしまっす！」といったパワフルさが必要なわけではない。何を話しているのか聞き取れない話し方では相手を不安にさせるが、よく通る声ではっきり話すことで安心感を与え、この人に仕事をまかせても大丈夫だと思わせることができるのだ。

たとえば同じことを説明するとしても、ハリのある大きな声とボソボソとした小さい声では、理不尽なようだが大きい声のほうが説得力もある。**声の印象によって、精神的に充実しているか**

どうかの判断材料にもなるといえる。

声の大きさやハリなどは、声帯がしっかり動くかどうかということと肺活量を左右する全身の筋肉がたくましいかどうかにかかっているが、そのベースとなるものが栄養である。

声帯は粘膜でできており、皮膚と同じように健康な粘膜はタンパク質と鉄、亜鉛、ビタミンC、ビタミンAがそろうことで形成される。**糖質ばかり食べていると、これらの栄養素を豊富に含んだ肉や魚介類、野菜が不足するため、声の調子にも影響が出ることになる。**

じつは風邪をひいたときに声がかすれるのは、声帯が炎症を起こしているからだ。声帯が弦楽器の弦のように振動できないために声がうまく出にくくなるのだ。栄養不足は風邪をひいていないときでも、声帯の動きを鈍くさせるといえよう。

そして声帯を動かすのはのどの筋肉であるし、肺活量を決めるのは胸部の筋肉や横隔膜だけでなく、全身の筋肉が関係している。特に握力との相関があるといわれている。こちらも声帯と同じく、筋肉をつくるタンパク質と鉄、亜鉛、ビタミンCがかかせない。

クラシックの声楽家を診察したことがあるが、胸筋だけでなく、背筋や腹筋、上腕の筋肉がかなり発達していたことを覚えている。

年齢を重ねると筋力が落ちてきて、声にハリがなくなってくることがある。**元気のないボソボソした声では部下の統率も弱く、仕事で不利になる可能性が高い。**しかし声のハリを保つ栄養を食事からしっかり摂っていれば、年齢とともに衰えていく声帯の若々しさを失うことなく、魅力的な声で話す上司になれるだろう。

「若ハゲ」は栄養失調が原因

男性の薄毛は男性ホルモンのテストステロンの作用が直接の原因と思いがちだが、実際はテストステロンがジヒドロテストステロンに変換されると薄毛になる。ジヒドロテストステロンはひげや体毛を濃くするが、どういうわけか髪の頭頂部や生え際、前頭部を薄くさせてしまうのだ。

加齢によってテストステロンからジヒドロテストステロンへの変換が進むことがわかっているが、年齢や遺伝的な要因ではなく薄毛に悩まされている場合、髪の成長に関わる栄養素が足りないのかもしれない。

まず髪はケラチンというタンパク質からできており、ケラチンの合成には亜鉛が必要だ。

亜鉛は補酵素として、全身の300程の酵素を活性化させる働きを持つ栄養素である。細胞分裂を促して、タンパク質の合成、免疫機能、ホルモン分泌の調整などに関わり、亜鉛がなければ酵素の働きによる代謝が正常に行われなくなってしまうほどの大切な存在だ。

したがって亜鉛が足りなければ細胞分裂が進まないために髪が抜けやすくなり、また新しい髪が生えてくることも難しいということになる。年齢のわりに白髪が増えたというのも、髪を黒くする色素沈着の酵素の働きが亜鉛不足によって落ちたためと考えられる。

また亜鉛には先ほどのジヒドロテストステロンを作り出す5－αリラクターゼという酵素の働きを抑制する作用があることも、若ハゲを予防する効果が期待できるところだ。

抜け毛とストレスにも密接なつながりがある。ストレスがあると体を守るために、通常より栄養素がたくさん消費されてしまう。体は生命維持のために必要な機能に使われる栄養素を優先するため、髪の毛まで栄養素が回らなくなるのだ。円形脱毛症の大きな原因にストレスがあるが、体内に活性酸素が発生しやすくなって髪が抜けてしまう。つまり**活性酸素が毛根にダメージを与える**ことが関係している。

ちなみに美容師さんの話によると、ストレスが多い人の頭皮はシャンプーのときに触るとかたいのですぐわかるそうだ。シャンプー後にマッサージをすると頭皮から首、肩までガチガチにこっているという。かたい頭皮では乾燥した大地のようなもの。いくら肥料（＝育毛剤）をふりかけても、新しい芽（＝髪の毛）は生えにくいかもしれない。

男性にとって髪の毛というのは、女性がバストのサイズを気にするようにメンタルに関わる存在といえよう。同年代で髪があるのと少ないのとでは見た目の印象に差が生まれ、モテ度にも大きく関わる深～い問題となってしまう。

「最近髪の毛が薄くなったかも!?」と気になっているのなら、自分の生活を見直すきっかけにしてほしい。仕事が忙しく、食事や睡眠がおろそかになっていないだろうか。ストレスが多いと感じているならなおさらで、髪と心を元気にする栄養素を補おう。

積極的に食べたいのは、先ほどあげた亜鉛を含む食品だ。牡蠣《かき》、牛赤身肉、レバー、ホタテ貝などに豊富に含まれている。

じつはクリニックの患者さんに、薄毛で悩んでいたわけではないが、アミノ酸と亜鉛のサプリメントを継続して飲んでいたところ髪が丈夫になり、パーマがかかりにくくなったと思いがけない効果に大喜びしている人がいる。普通、年齢とともに髪の毛は、コシがなくなりやせた感じになっていくが、きちんと髪に栄養を与えるとハリとツヤのある若々しい髪になる。これもアンチエイジングの一つである。

ストレス対策には活性酸素の消去に役立つビタミンCを。緑黄色野菜や柑橘類の果物を、意識して食べるようにしよう。注意点としてビタミンCは水溶性のビタミンのため、一度にたくさん摂っても余った分は尿と一緒に排泄されてしまうことを覚えておこう。ストレスが多い人ほど常にビタミンCが消費されていくため、一日3～4回に分けて摂り、つねに体内にビタミンCの貯金をしておきたい。手軽にサプリメントを活用してもよい。

髪の毛が元気になれば、生命力の強い素敵な男性に見えるもの。また年齢よりも若く見られることも増えるだろう。食べる内容に少しだけ気を配ると髪の悩みが解決するだけでなく、異性から熱い視線を浴びるようになるかもしれない。

“セックスミネラル”亜鉛の役目

髪の話とともに、亜鉛に関する面白い話をもう一つ紹介しよう。

仕事で知り合いになった某企業の重役さんから「年のせいか疲れやすいので、何かオススメの健康法はないでしょうか？」と聞かれたので、スタミナアップのためにアミノ酸のサプリメントを飲むようにアドバイスをした。

するとしばらくしてから、その重役さんから「頭の働きがクリアになったように感じます！」とお礼の言葉をいただいたのだが、彼がまだ何か話したそうにしているのだ。続きを促してみると、「先生に教えていただいたアミノ酸を飲むようになって、ア、ア、アッチのほうの欲求も高まった気がするんですよ」とのこと。じつはそのアミノ酸のサプリメントには、栄養素の働きを活性化するために亜鉛がプラスされていたのだ。

亜鉛には「セックスミネラル」という別名があり、生殖機能に密接に関わる栄養素でもある。彼が感じた変化は、亜鉛の作用によるものといってよいだろう。

筋肉や骨、肝臓などに多く含まれる亜鉛は、男性に限っていえば前立腺にもあり、ホルモンの合成から精子をつくる働きまである。そのため不足すると成長期では性成熟が遅れたり、成人では男性不妊の原因になったりすることがある。「アッチのほう」に不安がある男性にとって、救世主となる栄養素が亜鉛なのだ。また女性の卵巣の機能にも亜鉛が関わるため、子どもを望む夫婦にとっては必須《ひっす》栄養素となる。

また男性の元気を測る判断材料のひとつ、「朝勃《だ》ち」にも栄養が関係している。

朝勃ちは性的に興奮することとは無関係に、自律神経のバランスによって起きる生理現象だ。とはいえ若いときと比べて反応が鈍くなってくると、男性としてのエネルギッシュさが低下したような喪失感を覚えるのではないだろうか。男性のシンボルが元気かどうかというのは、体力的な問題だけでなく、精神的にも影響しやすい一大事なのだ。そんな悩みにも酵素が働く際の火付け役である亜鉛を摂れれば、細胞レベルから元気になれるのだから、男性機能の回復も陰ながらサポートしてくれるはずだ。

亜鉛を摂っていると、うれしいオマケがついてくる。高齢の男性に多い前立腺肥大症は、ジヒドロテストステロンというホルモンが関係しているが、亜鉛がその働きを抑制することで症状の改善に役立つ。ちなみにジヒドロテストステロンは、109ページで登場した髪を薄くするホルモンのことである。

またアルツハイマー病予防効果にも亜鉛が有効ではないかという説もある。アルツハイマー病はアミロイドというタンパク質が脳に異常に蓄積する疾患であるが、亜鉛がアミロイドの繊維化を抑制することがわかっている。ある研究でアルツハイマー病を起こしている脳を調べた結果、亜鉛濃度が低くなっていることから亜鉛不足とアルツハイマー病の関連が推測されている。

中高年になって記憶力の低下が気になってきたらぜひ亜鉛を摂ろう。脳内にも亜鉛は存在しており、とくに記憶を司る海馬や司令塔の役割を持つ視床下部に多く含まれている。脳内の神経伝達物質の合成にも亜鉛が関与するため、頭の回転をよくするためにも亜鉛が不可欠となる。亜鉛をしっかり摂ったビジネスマンの冴えた頭脳と男性らしさの回復は、日本をもっと元気にするはずだ。

コラム　なぜアミノ酸が生殖機能に効果的なのか

昔から精力剤として用いられてきたものには、スッポン、マムシの他、ヘビやトカゲなどの動物性食が多い。その理由はやはり、アミノ酸である。

スッポンは必須アミノ酸＋非必須アミノ酸20種類がすべて含まれている。マムシも同様で、中でもタウリン、メチオニン、チロシン、グルタミン酸が多く、またミネラルも豊富に含まれている。

生きたマムシを粉々にして成分を抽出して濃縮し、アルコールなどの溶剤に混ぜてウサギの筋肉に注射するという実験がある。そのウサギをルームランナーに乗せて筋肉の疲労度を調べると、マムシの成分を投与したほうが圧倒的にスタミナが持続すると結果が出ている。

ちなみに結婚の結納の時に必ず出てくるスルメは、活力の源である成長ホルモンの分泌を促すアミノ酸のアルギニンと強壮効果のあるタウリンが多い。ちゃんと理由があるのだ。

勃起のプロセスは医学的にいうと次のようなメカニズムである。

①睾丸で作られた精液がある程度の量になると、大脳に「精液を放出したい」という本能的な欲求が生じ、性的刺激に敏感になる。

②性的刺激があると大脳皮質が刺激されて興奮する。

③その興奮が脊髄神経を通って勃起神経に届くと、血管拡張物質の一酸化窒素（NO）がたくさん分泌される。

④NOが陰茎海綿体に作用して、勃起に重要なサイクリックGMPという酵素が海綿体に増え、平滑筋を弛緩させて血管を拡張させ、動脈血がたくさん流れ込む。

⑤同時にペニスの根元の括約筋が収縮し、血液の逃げ道である静脈を圧迫し、海綿体に侵入した血液を流出しないようにする。

精液の原料はタンパク質、サイクリックＧＭＰは酵素だからアミノ酸、血液を送りこむポンプアップの役割をする血管は筋肉、閉じる括約筋も筋肉だから、当然アミノ酸がなければ働かない。

結局、ここでもアミノ酸、タンパク質が重要な担い手になる。だったら、スッポンやマムシをわざわざ食べなくても、普段からアミノ酸スコアの高い動物性食品をとったり、アミノ酸のサプリメントを飲んでいれば、いつでもバッチリだ。

ついでながら、ＥＤ（勃起不全）の治療に使われるバイアグラ、シリアス、レビトラはサイクリックＧＭＰを分解する酵素ＰＤＥ―５の活性を阻害してサイクリックＧＭＰを増やし、海綿体の血流増加を促進して勃起を促すというものである。

タバコと缶コーヒーは老化を早める

これまで脳をはじめとする心と体の機能をパワーアップさせるために、必要な栄養素をプラスする方法を目的に合わせてまとめてきた。ここではマイナスしたいものについて、話をしたいと思う。

ストレスが増えると体内で活性酸素が増えると先述したが、活性酸素こそ栄養素をプラスするいっぽうで、いちばんマイナスしたいものである。活性酸素はヒトが酸素を吸って生きている限り副産物として発生するが、余った活性酸素は細胞を傷つけて血管障害やガンなどの発症に関係する、いわば〝悪者〟といわれる。活性酸素の発生にはいくつか原因があるが、いちばん大きな原因は摂りすぎた糖質が体内でタンパク質を糖化し、変性させることにある。

以前、CBCの「カラダのキモチ」という健康番組で、東海大学東京病院の西﨑泰弘先生が「活性酸素の発生量」について実験されており、「15分間タバコを吸えるだけ吸う（＝喫煙）」「15分で計算問題と小豆ひろい（＝精神的なストレス）」「ハンバーガーなどの大食い（＝過食）」「15分走る（＝運動）」をそれぞれ与えたあとに尿の成分を調べ、どれだけ活性酸素が発生したか調べるという方法であった。

実験の結果、すべての活動で活性酸素の増加が認められたが、増加量が意外にも一番少ないのは運動（平均7％増）で、一番多かったのは過食（平均74％増）であった。過食からの活性酸素が一番多く発生するという事実は、意外と思われるかもしれない。過食によって体内に入った糖質はタンパク質を糖化して、メイラード反応という変性を起こし、最終糖化産物を形成して、活性酸素が発生しやすい状態にするからだ。ちなみに甘いものや果物を食べすぎるとシミやシワが増えるというデータもあり、砂糖の主成分であるブドウ糖や果糖をたくさん食べると体内でタンパク質が変性して活性酸素が発生し、皮膚が老化することが証明されている。

近年では健康増進法によって受動喫煙防止対策が厳しくなっており、愛煙家のビジネスマンが仕事中の気分転換の一服にひと苦労していると聞く。そして喫煙室まで移動するときには、必ず缶コーヒーを買ってミニブレイクする人が多いという。これはなんとおそろしい組み合わせだろうか。タバコだけでなく甘い缶コーヒーが加われば、活性酸素がどれだけ発生するのか想像するだけでも具合が悪くなりそうだ。両方やれば老化に加速度がつき、30代でも動脈硬化の危険が生じる。

私たちの体では活性酸素を消去するために、いくつかの抗酸化物質が体のあちこちで働いてくれている。その代表的な栄養素である**ビタミンCは、タバコを吸うことで体内濃度がガクンと減ってしまう**ことがわかっている。さらに甘い缶コーヒーで追い打ちをかければ、それは緩慢な自殺行為でしかない。医師としては禁煙と甘いものを減らす努力、そしてビタミンCをたっぷり補うことをおすすめする。

ビタミンCはマルチプレイヤー

「風邪をひいたらビタミンC」というフレーズは、今や常識といえよう。ビタミンCにはウイルスを攻撃する白血球の働きを活性化して、免疫力を高める働きがあることからそういわれているのだ。これにはエビデンスもあり、フィンランド・ヘルシンキ大学の研究結果によると、毎日ビタミンCを1〜6グラム摂取すると、風邪をひいている期間が22％短縮され、また風邪のひきはじめにすぐビタミンCを摂ると、症状が軽くなることがわかっている。

もちろん、ビタミンCは抗酸化物質であるため、活性酸素の消去に欠かせない栄養素だ。

日本人の死因のワースト3はガン、心筋梗塞、脳卒中となっている。いずれもその死因に活性酸素が関与している。

活性酸素の影響の最たるものがガンである。さまざまなガンの発生率の低下にも、また治療にもビタミンCが有用であることが、多くの研究結果から導き出されている。

その一つの例がヘリコバクター・ピロリ菌による胃ガンである。ヘリコバクター・ピロリ菌がいる人はそうでない人に比べて胃ガンの発生率が高いことは知られている。アメリカ2地域及び英国において行なわれた研究では、ヘリコバクター・ピロリ菌が胃粘膜に与える悪影響をビタミンCが中和し、胃ガンの進行を抑制すると報告されている。これはヘリコバクター・ピロリ菌がいると胃液のビタミンC濃度が0に近くなることと関連している。

最近ではヘリコバクター・ピロリ菌と若年性の虚血性心疾患の関連性について報告されているが、これもビタミンCの不足によって活性酸素が消去されずに血管障害が引き起こされた可能性が考えられる。

図表16　ビタミンC 消費の流れ

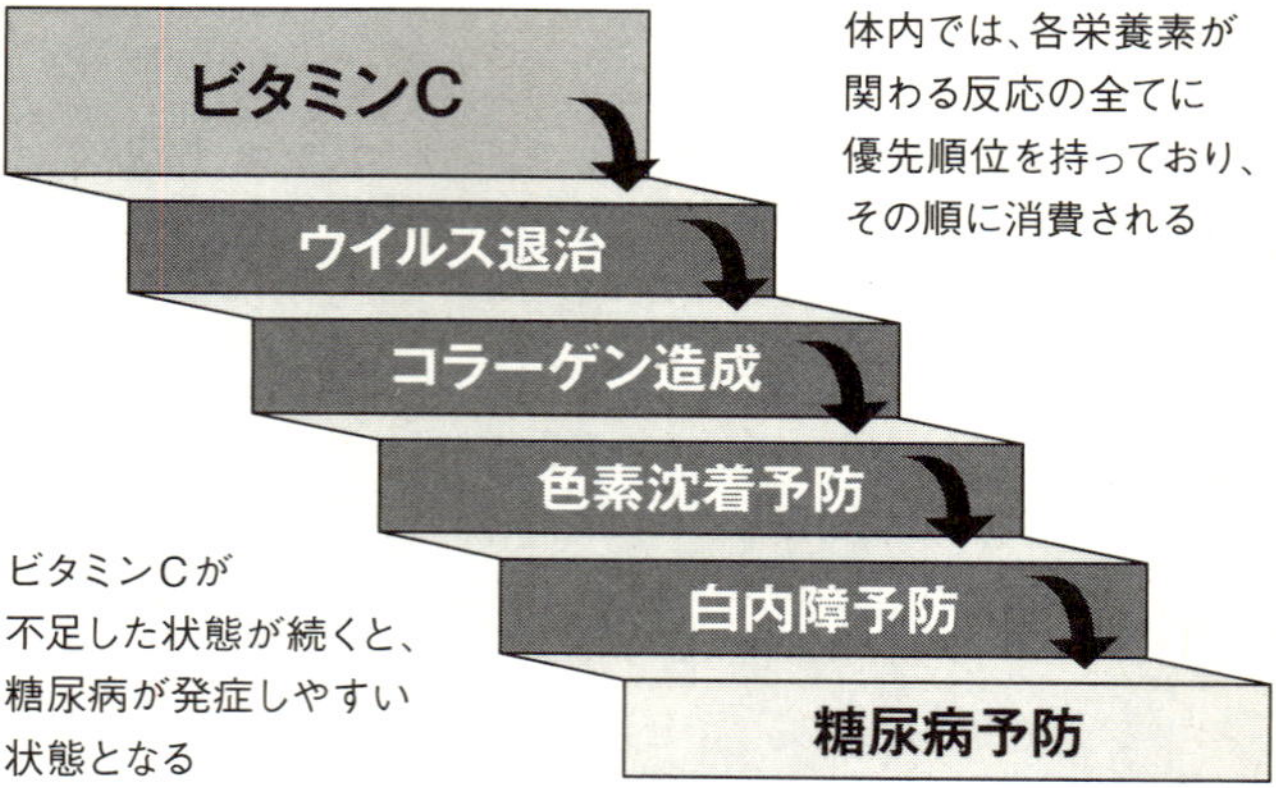

40歳以上の日本人の7割がピロリ菌に感染していると推計されていることを考えると、働き盛りのビジネスマンにとってビタミンCを摂ることがいかに大切か、わかってもらえるはずだ。

ビタミンCは心筋梗塞、脳卒中予防にも貢献している。心筋梗塞や脳卒中の引き金となるのが、先述したメタボリックシンドロームだ。たかがメタボと甘く考えていると、蓄積した内臓脂肪から次々と悪玉ホルモンが出て、血管障害を引き起こし、これが動脈硬化となって心筋梗塞、脳卒中の発症に結びつくのだ。

メタボリックシンドロームでは、糖質の過剰摂取から内臓脂肪が蓄積すると書いた。糖代謝、脂質代謝にはビタミンCが欠かせない。活性酸素の消去と代謝の促進、それとコラーゲン生成を促して血管壁を強化する。三重の意味でビタミンCは血管障害の予防に効果的である。

このほかにもビタミンCは、さまざまな不調や疾患の改善に役立つ働きを持っている（図表16参照）。しかしビタミンCには体内で使われる優先順位が決まっていて、十分な量が体内になければ残りの機能に使う予定のビタミンCが足りなくなってしまう。これを「**ビタミンCのカスケード**」と呼び、不足した状態が続くと肌荒れ→シミが増える→白内障の発症リスク大という順番で進み、最悪の状態では糖尿病が発症しやすくなってしまう。

これから先もバリバリ仕事をこなすためには、キャリアやスキルの前に自分の健康を一番に考えなければいけない。働いている以上ストレスとは切っても切れないが、それによって生じた活性酸素を消去しながら健康を維持することが重要となってくる。特に体の中で一番活性酸素が発生しやすい臓器は「脳」だ。

部下の仕事内容にイライラしたとき、ストレス発散のためにお酒を飲んだとき、接待ゴルフで気を遣いながら紫外線を浴びているときなど、常に体は発生した活性酸素を消去するためにビタミンCを消費している。だからこそ、ビタミンCをよき相棒としてタッグを組んでおこう。

ちなみにビタミンCのほかにも、活性酸素を消去する抗酸化物質がある。それはビタミンAとE。これら3つのビタミンA、C、Eで「**ビタミンエース（ACE）**」と呼ばれている。ビタミンAとCは緑黄色野菜や果物の柿やみかんなどに豊富で、ビタミンEはうなぎやたらこ、ナッツ類、かぼちゃやアボカドなどに含まれている。さっそく明日のランチから意識して食べてみてほしい。食事だけで摂りきれないときは、サプリメントを活用してもよい。

〈ビタミンCの働き〉
・体に関すること
風邪など感染症の予防と改善、コラーゲンの生成を促して美肌・美白をサポート、さまざまなガンの予防と治療、動脈硬化の予防と改善、疲労回復、疼痛緩和、ぜんそくやアレルギー症状の改善、糖尿病患者のインスリン分泌脂質代謝の改善、アルツハイマー病の予防、白内障の予防、歯周病の予防や改善　など
・心に関すること
気分の落ち込みを改善、頭の働きをクリアにする、脳が疲労しにくくなり、集中力、持久力が増す、ストレスケア　など

仕事ができる男の条件

午後の会議で眠くならないランチを食べる、ストレスに負けないよういつも抗酸化物質を摂るなど、本当の意味で栄養バランスに気をつけていると仕事ができるビジネスマンになれる。しか

しとりあえずお腹さえ満たせばいいと思って、**食べたいものを食べたいときに口に入れているかぎり、いつまでも仕事の能率は上がらない。**

栄養の摂り方が仕事の成果にあらわれる職業といえば、スポーツ選手だろう。私は自他ともに認めるスポーツフリークだが、練習メニューやコーチのサポートに加えて、勝つためにいつ何を食べるかを考えるのはスポーツの世界では常識となっている。

スポーツ選手は、何月何日の試合のために練習前、練習後、試合前日、試合の直前、試合後と、それぞれのタイミングで何をどれだけ食べるかを専門の栄養士に相談していることが少なくない。何を食べれば最高のパフォーマンスを引き出す体をつくれるのか、ちゃんとわかっているのだ。アスリートの勝つための食の例をあげてみよう。

現役最年長プロサッカー選手、44歳の三浦知良氏がフィールドに立ち続けられる肉体とメンタルを支えているもののひとつが食だ。

10代からプロとして活躍しており、20代までは栄養バランスを考えなくてもパフォーマンスに問題はなかったという。しかし37歳を迎えたとき、カズは食への意識を変えた。何が足りなくて何を除けばいいのか専門家にアドバイスをもらい、血液検査で「鉄が足りない」と指摘されたときは、鉄を摂れる食材を1週間食べ続けたという。さらに海外クラブへ移籍したときは専属料理人を雇って、サッカー選手として体調管理を徹底していた。

そして43歳9ヵ月のとき、フル出場で同点ゴールを上げるという結果を出すことができた。カズがこれほどストイックに食事を管理するのは、1日でも1分でも長くサッカー選手でいたいからだ。チームの若手と親子ほど年が離れていても、同じ練習メニューをこなせる体力、精神力を継続させているのは、37歳で食を変えたことが転機となっている。そしてそれは2011年3月29日、大阪長居スタジアムで行われた東北地方太平洋沖地震復興支援チャリティーマッチでの、あの魂のゴールにつながったのである。その走りと体のキレは、20代のようであった。

マリナーズのイチロー選手は専門の栄養士をつけていないが、食へのこだわりはアスリートとしての本能に従っているようだ。

イチローといえば「シーズン中は毎日カレーを食べている」という話があまりにも有名だが、カレーは一部でしかないという。同じものを同じリズムで食べることは、野球をするためにできるだけストレスを減らす工夫にすぎない。核となるのは夫人がつくる夕食だ。昨シーズンのある日の食卓では卵スープ、鶏の唐揚げ、サラダ、メインは肉。インタビューでイチローは「基本は肉食です。肉を欲しない体って不健康なんじゃないですかね。草ばっかり食っているヤツは力がないですよ。きっと、お年寄りでも元気な人って、肉を食べているんじゃないですか」と語っている。ヒットにつなぐ俊足やバランスのよい守備はタンパク質が筋肉を強くし、精密機械のような見事なバッティングはタンパク質によって脳の神経伝達物質が十分合成されているおかげと、栄養療法を行う医師としては分析せずにはいられない。

そして2010年のバンクーバーオリンピックで、日本男子フィギュア初の銅メダルを獲得した髙橋大輔選手。彼を栄養面で支えていたのが、栄養アドバイザーの石川三知氏である。オリンピックの前々年の2008年秋に、右足膝前十字靭帯及び半月板損傷という大怪我をし、そのシーズンを棒にふった髙橋大輔は、リハビリ期間中一時、行方不明になるほどの精神的、肉体的ダメージを受けている。

そんな辛い状況から立ち直る時期と一致したのが、石川三知氏との出会いである。石川氏はそれまでの髙橋の食生活を聞いて驚いたという。例えば、揚げ物が大好きで、1週間から揚げ弁当を食べ続けるという、自由気ままなもので、野菜などには無頓着だったという。

2009年8月に栄養指導が始まる。本人の希望を聞きながら、トレーニング内容に合わせてメニューを変えていったという。髙橋選手が日本にいる間は食事を用意し、海外遠征のときは炊飯器や米、調味料を持参してつくったそうだ。09年のシーズン初めに髙橋選手が現れた時、その変ぼうぶりに私は驚いた。「ガラスのハート」と呼ばれていたメンタルの弱さはまったく影を潜め、「闘う顔」に変わっていた。もちろん、怪我を乗り越えたメンタルの成長もあったと思うが、栄養からのサポートも彼の意識を変えた一因であると分析できる。

さらに石川氏はバンクーバーオリンピック本番約2週間前に、体重が3キログラム近く増えるというアクシデントにも冷静に食事内容を調整し、体重は落としてもコンディションは上げるように工夫している。これが銅メダル獲得という結果につながったのだ。実際に髙橋選手が何を食べたかは〝企業秘密〟らしいが、石川氏の著書『勝負食　トップアスリートに学ぶ本番に強い賢い食べ方』(講談社)を参考にすると、ヒントが見つけられるかもしれない。栄養は人を変え、パフォーマンスを変えるのだ。

ビジネスマンの生活もオリンピックを目指すアスリートと同じだ。日々闘い続け、常にトップの座を狙う。脳のエネルギー産生が多くなれば、アイデアはわく。頭がクリアに働く食べ方をすれば、短時間で仕事が片づき残業もしないですむ。そうすれば疲れが残ることもなく、翌日も朝からサクサク仕事を進めることができる。仕事がはかどれば、困難も困難と感じず、大変なアイデアの実現も夢ではない。これこそ、仕事ができるビジネスマンのよき見本といえよう。

栄養満点は人生も満点に近づく

仕事ができる栄養状態に心身で整えることができれば、プライベートも充実するだろう。残業せずに早く自宅に帰ることができれば、子どもと一緒に夕食を食べたり、お風呂に入れたりなど家族サービスの時間も十分とれる。子どものいない家庭であれば、夫婦で過ごす時間を増やすことができる。独り身であってもプライベートを自由に使うことができれば、会社で仕事をしているよりは出会いのチャンスが広がる。しかも栄養満点の男性はとてもイキイキとした正のオーラに包まれているため、女性にとってはかなり魅力的だ。

会社側としても社員がなるべく残業をしないで効率よく仕事が終われば、成果が期待できるだけでなく人件費などの出費を抑えることができる。

現在の不安定な社会情勢は、まだ先行きが見えていない。しかし、ひとりひとりが栄養と食という当たり前だけれど大切なことを改善することで、日本の未来は少しずつ明るくなると私は信じている。

子どもの健康は栄養で守る

栄養満点でいてほしいのは、ビジネスマンばかりではない。子どもの栄養バランスに目を向けると、ひとつの問題が浮かびあがってくるのだ。

昨今、子どもたちが食べる給食が大変なことになっている。幕内秀夫氏の著書『変な給食』（ブックマン社）によると、「煮込みうどん、お好み焼き、にんじんサラダ、ヨーグルト、牛乳」「エクレアパン、白菜のクリーム煮、フルーツのヨーグルトがけ、牛乳」など、食事というよりおやつ？　ともとれるなんともミスマッチな献立が存在しているのだ。

大人とちがって成長期の子どもは糖質からエネルギーをとる必要性があるとはいえ、あまりにもタンパク質が少なすぎる。これでは筋肉や骨など身体の発育や、集中して勉強するための脳のエネルギー源が十分ではないため、逆上がりができない子どもが増えたり、落ち着いて授業を受けられず学級崩壊になったりするのは当たり前ではないだろうか。

食の崩壊は子どもの健康を脅かし、子どもたちの未来が危機にさらされている。子どもにどんな食事をさせるか、それを考えるのは親の責任だ。「給食を食べているからバランスがとれているはず」、と安心はできない。朝食抜きで学校へ行き、おかしな給食を食べて塾の帰りにコンビニで夕食を買い食いでは、大人になってから病気になるのは必須だ。メタボの土台はすでに子どものころから始まっている。

働き盛りのお父さん世代の健康はもちろんのこと、次世代につなぐ子どもが健やかでなければ、日本の将来はお先真っ暗なのだ。

第3章　デキる男は女性上司の扱いもうまい!?

——コミュニケーションの処方箋

表情とビジネスの成功法則

ビジネスマンは「見た目」が重要と書いたが、それは顔の造作のことではない。

アメリカの心理学者アルバート・マレービアン博士の実験によると、人が他人から受ける情報の割合は顔の表情が55％、声の質（高低）、大きさ、テンポが38％で、目と耳から入る情報の印象を足すと93％にもなる。話す内容はたった7％で、美しさは豊かな表情で決まるといえる。明るい笑顔や生き生きした話し方、目の輝きなどの健康そうな印象、さわやかさを与える表情こそ、相手に対して好感度を与えるのだ。

「よい表情」をつくるもの、それは脳の働きが関係している。脳の中で情動を司っているのは、ハッピーな気分のセロトニンや元気さのドーパミン、やる気のノルアドレナリン、精神安定のGABAの神経伝達物質。これらがバランスよく分泌されていると、良好な脳の状態となり表情も豊かになる。

ではどうやってバランスを整えればいいのか。それは神経伝達物質の原料となるプロテインと、合成に必要なビタミンやミネラルをバランスよく食べることだ。

脳の状態がよくなると、やる気が高まってバリバリ仕事をこなし、どんどん能力を発揮できるようになる。成果が上がればますますやる気が高まり、周囲からは生き生きとした「できる男」

図表17　成功ループ

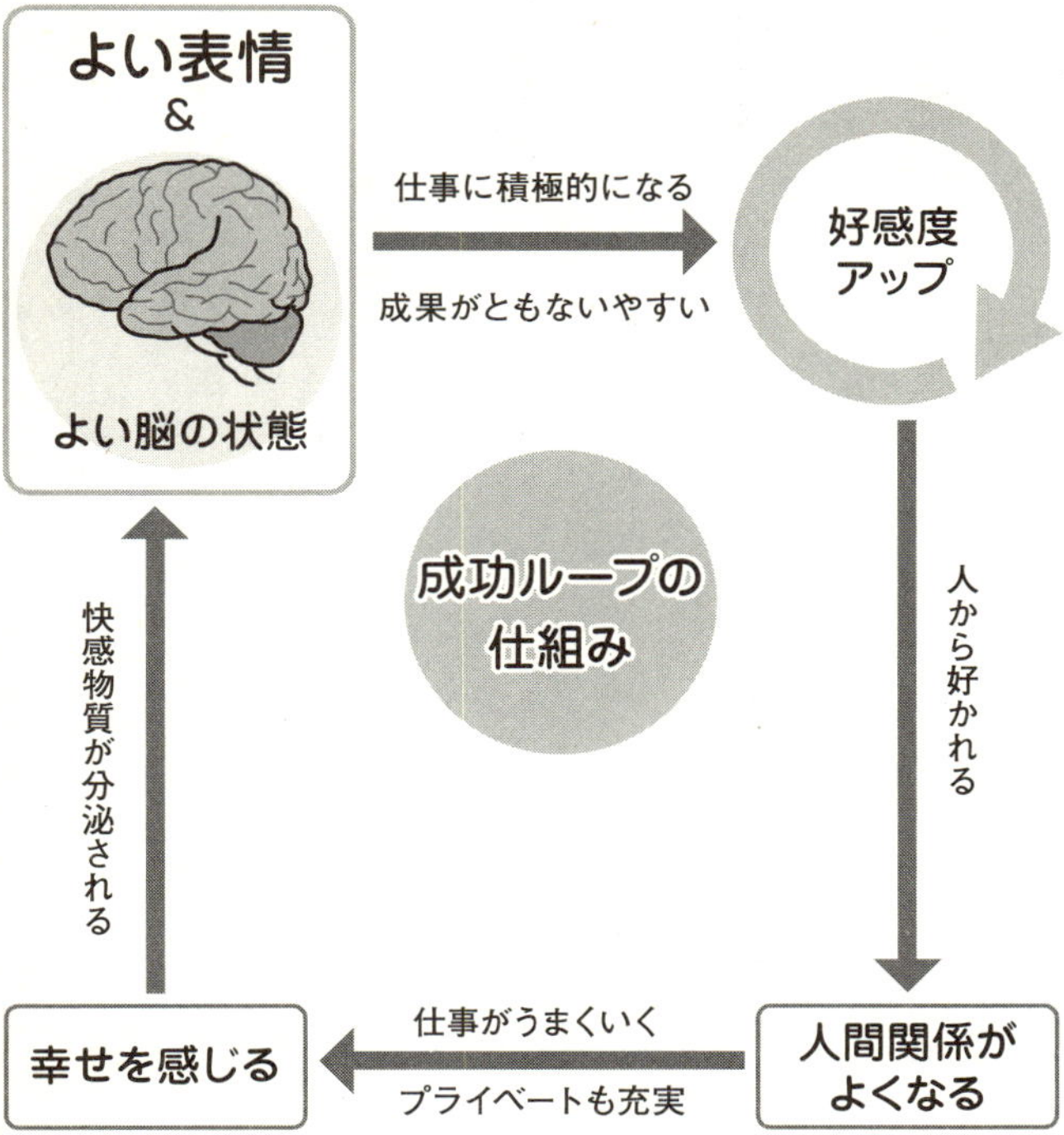

幸せになる上昇スパイラルである
この回路が回りだすと、自己肯定感が
持てるようになり、いっそう幸せに

として見られるように。好感度も上がるため、まわりには人が集まり人間関係もよくなって、仕事やプライベートがスムーズに運ぶようになるだろう。

そしてハッピーな状況はさらなるハッピーを呼び込むので、快感物質のドーパミンが分泌されやすくなって幸福感が高まることに！　ますます脳の状態が充実し、好感度がアップしていく（図表17参照）。

この「成功ループ」の回路が回りだすと、自己肯定感が持てるようになり幸せの上昇スパイラルに乗ることができる。幸せを引きよせる脳を育てる栄養バランスは、ビジネスの成功を引き寄せてくれる。だから食べ方を変えて、ビジネスのアドバンテージを手に入れよう。

良好な人間関係が仕事運を上げる

ここまで、ビジネスマンとして仕事の能率や頭の回転を高める「食べ方」をまとめてきた。心療内科医としてもうひとつ大切なことを挙げるとすれば、それは良好な人間関係を築くこと。ビジネスにとって、必要不可欠なスキルといえよう。

自分の職場の人間関係で、こんなことを感じたことはないだろうか。男性対男性ならば多くを語らずとも流れ作業的に進むことなのに、女性の部下に同じ対応をしたら機嫌が悪くなってしまった……。そこには男と女の間に、どうしても埋めることのできないミステリーゾーンがあるからだ。

恋人同士や夫婦であってもわかりあえない部分があるのだから、気心の知れた職場だとしても、やはり女性部下や女性上司とのつき合い方に悩んでいる男性は多い。「まったく女ってやつは……」とさじを投げる前に、男女の違いを知ることがポイントだ。そうすればおのずと攻略法もみえてくる。**そもそも男と女は見た目や体の機能が違うだけでなく、脳の仕組みに違いがある。**難しい話ではない。次の３つのポイントをおさえておけばいい。

１　女は褒められることに飢えている

うれしいことや楽しいことがあると、脳内では快感物質のドーパミンが出る。男性は自己満足でもドーパミンが出るため、趣味に没頭したりハマったものを収集したりするだけで快感を味わえる。一方女性は、他人から褒められるとドーパミンが出やすい。他人から評価を得ることで、自己の存在を確立している。

２　女は感情を増幅しやすい

脳には右脳と左脳をつなぐ〝前交連〟という連絡通路があり、女性のほうが男性より太い。前交連は喜怒哀楽の感情を流す通路で、太いということはそれだけたくさんの感情が流れるということ。そのため女性は感情的になりやすく、しかもネガティブな情報ほど増幅しやすい。男性はその反対でポジティブな情報を増幅しやすい。

3　女は横のつながりを大事にする

女は集団の中で和を尊ぶ傾向が強く、横のつながりを大事にする。ビジネスライクなつき合いでも相手が上司だとしても、同じ気持ちでいるという共感を得たいと思っている。一方男性は上下関係を重んじており、縦の論理で動くことができる。なぜなら男性は「解決脳」、女性は「共感脳」というように思考パターンに違いがあるからだ。

女の本音は「話を聞いてほしい」

このように男と女には、物の感じ方や思考に違いがあることがわかってもらえたと思う。読者の男性たちも、こんな経験をした人が多いのではないだろうか。

恋人や夫婦の会話で、彼女がいろいろ話しかけているのにも拘らず、彼はろくに相づちを打たない。そのうち彼女が切れて「どうして私の話を聞いてくれないの？　私のことなんてどうでもいいのね！」と怒りだす……。

なぜ怒ったかといえば理由は簡単だ。「共感脳」である彼女は自分の話を聞いてもらえた、わかってもらえたという「共感」を得ることで、相手とコミュニケーションをとっていると実感できる。いっぽう彼のほうも、話を聞いていないわけではない。彼女の話に具体性がないため、とくにコメントをしないまま聞き流していただけで悪気はまるでない。むしろ彼女が「相談があるんだけど」と結論から話してくれれば、話題の方向性が明確になるため、きちんと返事ができるというわけだ。

しかしこういうパターンが、くり返されるのが男と女の宿命ともいえる。そのうち女性のほうが、話を聞いてくれない＝自分という存在を認めてもらえない、いわば褒《ほ》められない不満をため続ける。さらに不満というネガティブな感情は増幅し、ある日突然爆発することに……。男にとっては「たいしたことはないだろう」ということでも、女性はまるでこの世の終わりのように思い、ストレスを感じているものなのだ。

とくに会社の中では、女性部下は上司に話を聞いてもらいたいと思っており、人の話を聞かない上司はダメだそうだ。解決脳の男性にしてみれば、のんびり話を聞くよりは要点だけ聞いて次の指示を出したいところだろう。しかし**女性はまず自分の話を聞いてほしいのであって、解決策は二の次なのだ。**

最近では女性管理職も増え、すでに男と女が一緒に助け合う場所は家庭だけに限らない時代になっている。仕事は自分ひとりでできるものではないのだから、スムーズな人間関係を築けば、円滑に進めることができて成果にもつながっていく。ストレスを抱えて無駄に栄養を消費しないためにも、つき合い方のコツを覚えておこう。

女性部下はこまめに褒める

頼んだ仕事をなぜかボイコットされたり、急に泣かれたりしたなど女性部下の対応に困ったという経験がある男性は少なくないだろう。なぜ女性がそれほどナーバスな反応をするのか男性には不思議で仕方がないだろうが、それは脳の仕組みの違いから起きる感情のズレによるもの。典型的な事例に、上司から頼まれた仕事を仕上げてもねぎらいの言葉をかけてもらえなかったことに、とくに女性部下は不満を感じやすい。

これが男性部下であれば「データをまとめておきました」と上司に渡したとき、「そこに置いておいてくれ」と言われてもそのまま自分の席に戻るだろう。しかし女性部下は、ひとこと褒めてほしいのだ。もちろん男性だって褒められればうれしいのだが、女性は褒めてもらって初めて自分を認めてもらえたと実感できるのだ。

女性が「データをまとめておきました」と持ってきたら、「ありがとう、早かったね。君に頼んで正解だったよ」とタイミングよくねぎらいの言葉をかけよう。

褒められなければ「せっかく急いでデータをまとめたのに！」と心の中で上司に反発し、仕事に対するモチベーションが下がってしまうだろう。今後同じように上司が仕事を頼んでも、「別の仕事で手が放せません」と、態度でも反発されるようになるかもしれない。そうならないためには、**女性部下が仕事を仕上げたときはそのつどこまめに褒めよう**。

女性の上司の場合も同じだ。「さすが○○部長！　女性ならではの着眼点に脱帽しました」など、褒めておいて損はしない。損をしないどころか、あなたの株は急上昇だ。お世辞とわかっていても、部下から褒められれば上司だってうれしいのだ。

女性のほうが褒められることでやる気がでやすい理由は、脳の報酬系の回路に男性との違いがあるからだ。女性は周囲からの評価を気にしており、褒められるとドーパミンをはじめとする神経伝達物質が活性化して脳の回路が成長することがわかっている。

また**褒めるときは、個別に声をかけること**。女性は集団のなかで自分の立場を常に気にしており、目立ったり外れたりすることは避けたがるからだ。もしみんなの前で褒めたりすれば、女性同士の嫉妬の嵐が巻き起こりかねない。一般的には「叱るときは個別に、褒めるなら大勢の前で」といわれるが、それは男性部下に当てはまること。女性部下には「叱る時は個別に。褒める時も個別に」のほうが、女性同士のトラブルにならない。「自分だけ褒められた！　ウフフ」と思わせるのがコツだ。

女性部下を個別に褒めると、下心があるのではと疑われたり、「あの二人はデキているのでは？」と噂になるのではと気になるかもしれないが、特定の女性に偏っていなければ問題はない。しっかり仕事をしてくれた部下には男女関係なく、公平に褒めればいいのだ。

もし褒める部分が見つからないときは、今日一日無事に仕事が終わったことを感謝する言葉をかけてあげるとよい。「君のおかげで、今日も何ひとつミスがなかったよ」と話すだけでいい。これは家庭でも「君のおかげで今日も無事に仕事ができたよ」などと奥さんにも使える褒め言葉なので、応用してみよう。

叱るときは褒めてから

何らかのミスがあったとき、男性部下であれば叱責がモチベーションアップにつながることもあるが、女性には逆効果だ。常に周囲からの評価を気にする女性は、叱られると自分自身を全否定されたと感じてしまう。書類に1ヵ所不備があっただけでも自分の能力を過小評価し、存在価値まで疑ってしまう傾向があるからだ。男性部下は、叱られたとしても仕事に厳しい上司ととらえることができるが、女性部下にとっては怖い上司でしかない。

したがって**女性を叱るときは、まず褒めてから問題点を指摘すること。**「資料は全体的によくまとまっている。ただ最後の文章を修正すればもっとよくなるから、よろしく頼むよ」。こんなふうに、アドバイスをからめながら伝えるようにしたい。そうすれば「もっと褒められるように頑張ろう」と、女性部下のモチベーションがさらに上がるだろう。けっして「これではだめじゃないか！」と、先に叱ってはいけない。本人を叱るのではなく、仕事の内容を叱るというスタンスで。反対に褒めるときは、仕事の内容と同時に本人を褒めよう。例えば、「とても読みやすい資料だった。君は文章力があるね」とか「それは新しい発想だ。君はアイデアウーマンだね」などである。

実は私も経験がある。咳《せき》がどうしても止まらないという患者さんに、ある薬を投与したところ、翌日その患者さんからこんなことを言われた。

「先生、あの薬のおかげで咳がピタッと止まりました。すごい薬ですね。でももっとすごいのはその薬を選んだ先生のほうです」

さすがの私もそれを聞いて一瞬頭がクラッときた。

また叱るときには声を荒らげないこと。できるだけ穏やかに、やさしく諭すように話さないといけない。女性は男性よりも小さな声を聞き取る能力が高く、男性が怒鳴《どな》ったつもりがなくても、大声で怒鳴られたと感じてしまうからだ。男性部下にはちょうどよいボリュームの声でも、女性部下にとっては怒鳴り声と認識されてしまうため、怒っていても声のトーンを下げて小さめの声で話しかけるようにしよう。

説得するときは感情に訴える

プロジェクトの変更や予算の削減など、仕事をしている中で上司として厳しい決断を下さなければいけないときがある。男性部下ならば有無をいわさず「会社の方針に従ってほしい」といえば、一応納得をしてくれるものだ。いっぽう女性部下は、その説得の仕方では「納得できません！」と意見をいうだろう。男性部下も「納得できない」と思うこともあるが、会社の命令であれば従わざるをえないと考え方を微調整していく。しかし女性部下を同じように納得させるには、話の中に「上司の意志」が介在しないといけないのだ。

女性は相手との共感や、同じ感情や情報を共有していることを大切にする。たとえ上司であっても、チームワークの大切さを優先してほしいのだ。「会社の方針」を説明するのではなく、上司も自分たちと同じように感じていると説明してくれたら、穏やかに納得できるのだ。

このような状況のときは「私も上の決定は理不尽だと思っている。しかし危機を乗り越えるためには、この方法しかない。だから協力してくれ」と、みんなと同じ気持ちであることをにおわせながら説得すればうまくいくはずだ。

よく女性は感情的な生きものだといわれるように、感情に訴えかけたほうが女性の心に響くことは確かだ。理論よりも感情に従いやすい面は女性の特徴ともいえる。だからこそ**女性とコミュニケーションをとるときは、多少の「演技力」が必要になる。**

日本人男性は言葉が少なく、しかも感情が表にあらわれにくく表情の変化も乏しいため、なかなか気持ちが伝わりにくい。女性部下、女性上司のどちらであっても、接するときは、やさしい

図表 18　女性部下への対応マニュアル

褒めるとき	こまめに褒める。個別に褒める。褒めるに値する部下は公平にねぎらう。褒める部分がない部下には１日の仕事が無事終わったことなどを感謝する。
叱るとき	叱責はしない。褒めたあとに注意点を指摘してアドバイス。穏やかな声でソフトに話す。
説得するとき	一方的に伝えるのではなく、自分の感情を交えて話す。部下と気持ちを共有していることをにおわす。

視線を送ろう。説得するのなら手の動きなどを加えて自分の感情を補うことを意識したい。同じ言葉でも褒め言葉は大きい声のほうが印象に残るように、演出は必要なのだ。

演技力に長《た》けていた指導者といえば、小泉純一郎元首相があげられる。野党から追及された時、「人生いろいろ」と逃げたり、大相撲の表彰式で「感動した！」と叫んだり。短い言葉ながらも説得力があり、結局統率力を発揮できたのは、ややオーバーともとれる演技力の賜物《たまもの》といえよう。

反対に男性は感情よりも理論に従うものだ。目標の数字を達成するためには何をすればいいか、何を切ればいいのか具体的に説得することで、男性部下をまとめることができる。

苦手な「女性上司」とのつき合い方

働く女性が当たり前となり、女性管理職の下で働く男性社員も珍しくない。企業によっては男性社員よりも女性社員が多い職場もあることを考えると、女性上司への対処法に困ることもあるだろう。

133ページで書いたとおり男性と女性は脳が違うのだが、**上に立つビジネスウーマンは女性でありながら男性的な思考を持ち合わせた人が多い**。また立場が上になるにつれ、決断力や判断力が求められるために、次第に女性脳から男性脳に近くなっていくものだ。とはいえ、男性上司と同じようにつき合えるわけではない。やはり相手は女性なので、タイプに合わせてうまく立ち回ることがポイントになる。自分の上司に当てはめて、対処していこう。

近年では女性経営者が成功している例や、女性を登用することでビジネスチャンスが広がった話を耳にする。じつはその背景にはある共通点があるのをご存知だろうか。**成功した女性の近くには必ず、有能な男性の存在がある**のだ。

イギリスのサッチャー元首相の夫であるデニス・サッチャー、エリザベス女王の夫、フィリップ殿下、アメリカのヒラリー・クリントン国務長官の夫、ビル・クリントン元大統領などが有名な成功例だろう。女性と男性がお互いに足りない部分を補うことで、絶妙なパートナーシップを生み出しているのだ。もしも男性の支えがなければ、戦国時代の淀の君や中国の西太后のようになったかもしれない。男女には違いがあるからこそ、**互いの得意分野を融合させて協力すると意外とうまくかみ合う**ものだ。ビジネスマンにとって男性上司よりも女性上司のほうが、ひょっとしたら働きやすいかもしれない。

・過剰指示型

細かいことまでチェックしないと気がすまないタイプ。部下に自由度がなく上司のＯＫがもらえないため、なかなか仕事が先に進まない。「いちいちお伺いをたてるのは面倒だから勝手に進めよう」と部下に信頼されないことも。逆に部下が上司の言いなりになるほうがラクと考えて、活発な意見交換がされなくなって職場の活気がなくなるリスクもある。

対処法：延々とやり直しをしても時間のムダになるため、区切りをつけるよう提案する。「今決めてもまた修正することを考えて、今日のところはここまでにしましょう」と、助言してみよう。女性は時々、先の見通しを立てずに判断してしまうことがあるが、男性は長いスパンで考えられる人が多い。滞りなく仕事を進めるためには、男性の視点を生かそう。

・過剰抑制型

責任感が強く、周囲に気を配りすぎて自滅するタイプ。女性は集団生活の中で目立つことを嫌うため、上司になっても感情を抑《おさ》えて穏便《おんびん》にすませようとする。しかし抑制した感情はいつか爆発する。

対処法：上司の悩みや不安を聞きだして、「あなたひとりではないのですよ」と肩の荷を少し軽くしてあげること。先述したようにこまめに褒めて、相手に共感していることを伝えて、安心させよう。

・朝令暮改型

指示や意見がコロコロ変わる優柔不断タイプ。女性は左右の脳をつなぐ「脳梁」が太いため、男性と同じものを見たり聞いたりしても、多くの情報が流れるためつい考えすぎる傾向がある。商談中でも「相手は納得したようだけど、本当は何か不安に思っているかもしれない」と裏読みしてしまうのだ。また成功する確率が8割のときでも、残りの2割を捨てて決断をしなくてはならないのが上司の仕事だ。しかし女性上司の場合、2割を捨てた場合のデメリットにまで目が向いてしまい、とくにこのタイプは決断ができない。

対処法：優柔不断タイプに合わせていると、なかなか仕事が進まない。ある程度言動には振れ幅があるものなので、自分の上司の振れ幅を見極めておこう。指示がいずれに偏っても大丈夫なように中核だけおさえておき、その場は従順に「はいわかりました」と答えて、臨機応変に対応できる準備を整えておこう。

・自己愛型

自分のやっていることはすべて正しいと信じている、暴君タイプ。長年やってきた自分のやり方こそが正しく、時代が変わろうが景気が悪くなろうが「ゴーイング・マイウェイ」で、周囲が苦労させられる。男性上司にも結構多いタイプである。

対処法：まともにぶつかっても勝てる相手ではないため、一定の距離をおいてつき合おう。朝

図表19　女性上司への対応マニュアル

過剰指示型	「今日のところはここまでにしましょう」と、先を見越して仕事に区切りをつけることを提案する。とりあえずここまでやれば大丈夫、と安心させる。
過剰抑制型	抑制した感情が爆発する前に、相手のよき相談相手になり吐き出させる。上司にチームワークのメリットをアピールする。
朝令暮改型	上司の振れ幅を見極める。仕事の中核だけおさえておき、臨機応変に対応できる準備を整えておく。その場は従順に「はいわかりました」とおさめればＯＫ。
自己愛型	ストレスをためないためにも、一定の距離をおいてつき合う。傍若無人な指示には素直に従った姿勢を見せつつ、「朝令暮改型」と同様に対処する。

令暮改型と似ているため、どんなに理不尽な指示をされても困らないように、部下全員で協力して仕事を進めていこう。

困った部下への処方箋

平成生まれの若者が社会人となり、昭和生まれの世代は、彼らと自分たちとの性質のギャップにとまどっていないだろうか。

彼らの世代は総体的に、たとえ努力をしても相応の結果が伴うことに期待は持てず、働く意欲や意味が曖昧《あいまい》、しかも向上心や探究心もあまり強くないようだ。

ちょっと注意しただけで会社を辞めてしまう、仕事はまだ半人前なのに不平不満だけは一人前、期待に応えようと頑張りすぎてうつ病になってしまったなど、心療内科医として企業向けの講演に招待されると、そのような現場の困惑をよく相談される。そんな〝イマドキ社員〟には、これまでの指導方針では歯が立たないことが多い。褒めたつもりがプレッシャーになったり、よかれと思ってアドバイスをしたところ逆切れしたりするなど、予想外の反応が返ってくることも多い。

困った部下に対処するときは、まず自分の部下がどのタイプか見極めよう。これまでと同様に叱ると逆効果となることもあるため、サポートしながらモチベーションが上がるように指導したい。出来のいい部下を育てることで上司である自分の管理能力の高さが評価され、結果的に職場全体の向上へとつながっていく。

・感情爆発型

嫌なことがあるとすぐに辞めてしまうタイプ。男性は将来を見据えて踏みとどまるが、女性は脳内ホルモンのセロトニンが少なく切れやすい。

対処法：しっかり褒めて、仕事をした本人を評価すること。また意欲を引き出すために仕事をすることによる報酬を明示して、やりがいを刺激する。

・責任転嫁型

自己評価を下げたくないために、失敗を人のせいにする。言い訳上手で言語情報が活発な女性に多いタイプ。

対処法：たとえミスをしても「君を責めたりしない」という態度を示し、言い訳させない。そして「君自身はどうすればいいと思う？」と、なぜミスをしたのか本人に分析させて、次からは成功できるよう導いていく。

・いい子ちゃん自爆型

期待に応えようと頑張りすぎるタイプ。まじめでよく仕事をするのだが、どこまで頑張ればいいのかリミッターがないことが問題だ。うつ病などで休職しやすい。

対処法：上司が仕事の優先順位と納期などの期限を明確にし、計画を立ててあげよう。また指示をだすときは「社内用だから箇条書きで十分」「お客さまに渡すものだから丁寧《ていねい》に」など、具体的に。

・指示待ち型

与えられたことはするが、自分で考えることをしないタイプ。過剰な期待をかけると、こちらのメンタルがダメージを受けることになる。草食系男子にありがちな傾向だ。

対処法：このタイプはプラスを求めないがマイナスになることは怖れている。「何もしないと給料に響くよ」「働かないとボーナスがマイナス査定になるよ」といった厳しい言葉で働いてもらおう。アメとムチの使い分けが効果的だ。また他から余計な指示があると、けっきょく何も進んでいないということになりかねない。指揮系統はしぼっておく。

図表20　困った部下への対応マニュアル

感情爆発型	こまめに褒めて仕事をした本人を評価する。また仕事をすることによる報酬を明示して、モチベーションを高める。
責任転嫁型	ミスをしても「君を責めたりしない」という態度を示す。「君自身はどうすればいいと思う？」と、なぜミスをしたのか本人に分析させて、次からは成功できるよう導いていく。
いい子ちゃん自爆型	仕事の優先順位と納期の期限を明確にし、上司が計画を立てる。指示は「社内用だから箇条書きで十分」「お客さまに渡すものだから丁寧に」など具体的に。
指示待ち型	アメとムチを使い分けて「何もしないなら給料を下げるよ」「働かないとボーナスがマイナス査定になるよ」といった厳しい言葉も必要。他から余計な指示がないように、指揮系統をしぼる。
時限爆弾型	任せきりにしないで進捗状況をこまめにチェックする。仕事が進んでいないときは、何がわからないのか尋ねて早めに解決を。

・時限爆弾型

ニコニコ仕事をしていたのに、ある日突然辞めるタイプ。頼んだ仕事が「順調に進んでいます」と余裕の笑顔だったのに、本当は何も進んでいない。プライドが高く「できません」といえないまま時間だけ過ぎていき、報告書ではなく辞表を提出する。

対処法：任せきりにしないで、進捗状況をこまめにチェックすること。他の部下にも協力させて、ひとりで抱えこまないようにサポートしたい。仕事が進んでいないときは、何がわからないのか尋ねて早めに解決する。

コラム　**桃太郎とかぐや姫の明暗**

誰もが知っている桃太郎とかぐや姫のお話について、ジェンダーの研究をしている、ある大学の心理学の教授と話しているとき、ふと考えたことがある。

どちらも子どものいない老夫婦に拾われた子どもの成長物語であるが、立派に成長した桃太郎は鬼が島にイヌ、サル、キジを連れていって鬼退治をし、宝を持ち帰っておじいさん、おばあさんと幸せに暮らしたというハッピーエンドを迎える。どんな環境で生まれようとも、本人の努力しだいで立身出世は可能であるという、いわばサクセスストーリーだ。

いっぽう、美しく成長したかぐや姫は求婚にきた5人の公達《きんだち》に、手に入れるのが困難な品を持ってきた人物と結婚するという難題をだし、結婚を避けてしまう。その後、帝《みかど》に見初《みそ》められるが、自分は月の都の人で月に帰らないといけないと泣く。やがて月からのお迎えがやってきて、かぐや姫は月に帰っていく。

桃太郎は育ててもらった恩をきちんと返しているのに、かぐや姫はなんて恩知らずなのかしら？　と思ったものだが、もしかすると育った環境が関係しているのではないだろうかと、ふと思いついた。栄養を切り口に有名なおとぎ話を考察すると、もうひとつの物語が見えてくる。これを「姫野説」と名づけよう。

川を流れてきた桃から生まれた桃太郎、輝く竹の中から生まれたかぐや姫。どちらも普通に誕生していないのは、〝望まれない子ども〟だったからではないだろうか。

桃太郎の実の母親は上流に住む高貴な姫だったのだが、道ならぬ恋をして桃太郎を身ごもり、産まれた赤ん坊を侍女が川に捨ててしまったと仮定してみよう。それを拾ったのが川で洗濯をしていた子どものいないおばあさんだ。おじいさんとふたりで桃太郎を大事に育てるのだが、都合がよいことに家は川のそば。川魚など動物性タンパク質をたっぷり食べることができたため、脳に十分に栄養素が行き渡る。ドーパミンやノルアドレナリンが分泌されて、やる気や向上心、闘争心にあふれる青年に育っていったのだ。

そんなとき村で、鬼が島で鬼が悪さをしているという話を耳にする。「よし、俺が退治してやろう！」と思い立ち、仲間を連れて鬼が島へ。動物性タンパク質を食べているということは、当然体格もよく、簡単に鬼をやっつけることもできたのだろう。「肉食系男子は成功する」というお手本といえる。

かぐや姫の母親も不幸な身の上で、都に住む姫が旅の途中に暴漢に襲われて妊娠してしまったとしよう。こちらも侍女が赤ん坊を山に捨ててしまい、竹取りにきたおじいさんが拾っておばあさんと育てることになる。ところがかぐや姫の家は山の中。食事は野草や畑でとれる大豆や野菜や穀類がメインで、川魚やイノシシはめったに食べられないごちそうだったろう。動物性タンパク質が不足するため、ドーパミン、ノルアドレナリン、セロトニンなどの神経伝達物質を十分つくることができない。

とくにかぐや姫は女性のため、もともとセロトニンの量が少なく、考え方がマイナス思考に陥りやすくなったといえる。そうなると夢や希望を思い描いたり、恋に憧れたりする意欲はわいてこない。多くの男性が言いよってきて、玉の輿も夢ではないのに拒否してしまうのだから、じつにもったいない話だ。草食系のお姫さまでは成功ループに入れないのだろう。

なぜ結婚を拒否したのかという心理も、栄養が関係している。「タンパク質不足で脳の発育に必要な栄養素が足りず、目の前の現実を乗り越える気力や体力が不足し、それを回避するためにかぐや姫は拒食症になっていたのではないか?」と仮定すると、心療内科医的には腑に落ちるのだ。

拒食症は太ることを気にして食べなくなり、どんどんやせて最悪の場合は命の危険もある病気。なぜやせたいのかといえば、それは成熟の拒否のあらわれだ。異常なほどのやせ願望は、生理がくる前の少女に戻りたいということ。そしてかぐや姫が「私と結婚したいのならツバメの生んだ子安貝を持ってきてください」などと難題を出すのは、断る理由をつくっていただけで、自分が結婚をして子どもを生んで育てるという精神的成熟度に達していなかったのだ。生まれ故郷の月に帰りたいということは、子どもに返りたい、ということなのだ。

女性は成長につれて体重が50キログラム前後になると、初潮つまり生理がくる。しかし拒食症の女性は40キログラムまで体重を落としてしまう。これは何のラインかといえば生理が起きる前の体重であり、排卵を止めて妊娠をしないという、女性という性への成長に対する拒否権の発動をしているのだ。

物語ではかぐや姫は月に帰ったことになっているが、姫野説では別の結末が待っている。拒食症になったかぐや姫はそのままうつ病になり、他人に会わせられる状態ではないと考えたおじいさんとおばあさんは、家に閉じ込めてしまう。そして世間体のために「月に帰った」ということにして、ひっそりと暮らしたのだった……。

もしも桃太郎のように、動物性タンパク質を食べられる環境であったなら、かぐや姫は活発なかわいい娘に成長し、どこかの大納言さまと結ばれて親孝行ができたのではないか、と妄想するのは、すべて栄養学から考えたフィクションである。

第4章　仕事ストレスに負けない心と体づくり
——成功を導く黄金の食習慣

ストレスに克つ「3つのメイク」

病気の原因がストレスにあれば、「ストレスを減らしましょう」「リラックスを心がけて」「運動で気分転換を」「ゆっくり休息をとりましょう」とアドバイスされることだろう。かつては私もそう指導してきたし、間違った方法ではない。

しかし休めば回復すると思っているのに、いくら眠ってもだるさや疲労感が抜けない、気分転換をしたいのにこれまで楽しいと思っていたことを楽しめない……。このような状態に陥っているときはあまり効果がない。**ストレスを乗り越えるために必要な心身のエネルギーバランスがマイナスに傾《かたむ》いている**からだ。くわしく説明すると、元気に体を動かす「ボディの強さ」、頭を働かせる「メンタルの柔らかさ」、そして心身のバッテリーが切れないようにする「エネルギータンクの充実」の3つのいずれか、またはふたつ以上がマイナスバランスになっている。

マイナスをプラスにするには何をすればいいのか。その答えこそ、食事から摂る栄養素にある。

ボディは口から入った食べものの栄養素から構成されている。メンタルは心ともいうが、その場所は心臓にはない。心とは脳にあり、自分が考えたり感じたりしたことは脳が指令をだしてコントロールしている。その指令とは神経伝達物質が情報をやりとりすることで出され、これも栄養素が原料となる。そして体を動かしたり、考えたりするために必要なエネルギー産生も、栄養素がなければきちんと行われない。このようにすべて栄養素が基本であり、何を食べるかで決まるのだ。

第2章でケースごとにくわしく食べ方と栄養素の働きをまとめたが、栄養素の摂り方はその人を取り巻く環境によって変わってくる。ストレスや社会環境、生活習慣、年齢、性別などによって消費のされ方が違うため、臨機応変に対応しなければならない。

これはけっして難しいことではない。集中力が続かないときはタンパク質、ストレスが強いときはビタミンCというふうに、ルールにのっとればいいだけだ。わからないときは第1章の最後にあるチェックテストを参考に、自分に足りない栄養素を推測して補ってみよう。できれば栄養療法を行っているクリニックで血液検査を受けて足りない栄養素は何かを調べ、自分の今の状態に合わせた摂り方を指導してもらうとムダがない。足りない栄養素を食事やサプリメントでしっかり摂っていけば、ストレスに負けないボディメイク、メンタルメイク、エネルギーメイクの3本柱が整えられるはずだ。

私は20年以上、毎日診察室でストレスから体や心に病気を抱えた人の治療に携わりながら、常に病気になる前の段階でセルフケアできる方法はないだろうかと考えてきた。

そんなとき出会ったのが分子整合栄養医学だ。治療ではストレスや生活習慣などを問診するとともに、症状の原因となる身体の異常を血液検査などの科学的な検査をもとに割り出している。そのベースとなるものが、足りない栄養素を見極めること。本書を参考に食べ方を変えることは病気を防ぎ、また体調を崩したときの有効なセルフケアとなるだろう。

〈3つのメイク〉
ボディメイク　ストレスに負けないしなやかな体をつくる
メンタルメイク　ストレスがあってもそれを乗り越える柔軟な心（＝脳）をつくる
エネルギーメイク　ストレスで消耗してもすぐエネルギーを産生できる

睡眠で栄養を充電

食べものから摂った栄養素は消化・吸収されて、瞬く間に全身の必要な場所へと運ばれていく。本書を読んでいただいている今も、少し前に食べた食事の栄養素があなたの体のあちこちで使われている。

このように常に細胞は栄養素を消費して代謝をくり返しているが、眠っている間も体は細胞の修復をして、明日へのエネルギーをためている。たとえば発育や新陳代謝に関わる成長ホルモンは、夜10時から午前2時ごろまでが分泌のピークの時間。脳細胞が覚えたことを記憶する作業も寝ている間に行われており、たくさんの機能が睡眠中に栄養素の働きによって進んでいるのだ。

脳と体は1日徹夜をするだけでその分多くの栄養素を消費することになり、修復・再生の作業も滞《とどこお》ってしまう。睡眠はボディメイク、メンタルメイク、エネルギーメイクのいずれにも関わることになるため、たくさん栄養を摂っていれば無理をしても平気といって油断をしないこと。**できるだけ夜12時までには寝る態勢に入り、6〜8時間は睡眠時間を確保しよう。**

どんなにいい食事をしても、どんなに高濃度のサプリメントを摂っても、眠らなくてよい食事やサプリメントは存在しない。

栄養は腸から吸収される

ボディメイク、メンタルメイク、エネルギーメイクのためには、必要な栄養素を取り入れることだがこれには、大切なポイントがある。食事から摂った栄養素がきちんと吸収されて、体内で使われるよう、届けることだ。

食べものは胃で消化されたあと、腸で吸収される。このとき腸では必要な栄養素を速やかにセレクトして取り込み、不要なものや有害なものは排除するシステムが備わっている。この働きは「神の手」と呼ばれ、それを行っているのは腸粘膜である。つまり**腸粘膜が弱っていれば、せっかく食べた栄養素が素通りしてしまい身につかない**のだ。

じつはクリニックで足りない栄養素を補う食事指導をしても、思うように改善しない患者さんを調べてみると腸粘膜が弱っているケースが多い。便秘や下痢をしやすい、肌荒れや吹き出ものができやすい、疲労感があるなどのときは腸粘膜もお疲れ気味。また低血糖症の人は腸粘膜が弱る傾向があり「神の手」の選別能力が落ちて、必要以上にブドウ糖が取り入れられて心身に影響を与えてしまう。糖質を控えましょうとくり返しお話しするのは、腸の健康ともつながっているのだ。

「人は腸から老化する」ともいわれており、腸粘膜の機能低下は全身の機能低下を招くといっても過言ではない。

腸粘膜を強くするには、粘膜の形成に必要なビタミン（とくにAとC）とミネラル（とくに鉄、亜鉛）と、アミノ酸を積極的に摂りたい。アミノ酸は粘膜の原料であり、エネルギー源でもある。ビタミンとミネラルが合成を働きかけることで腸粘膜が丈夫になり、「神の手」の力が発揮されるだろう。

乳酸菌と食物繊維で腸イケメン

腸の健康といえばヨーグルトをイメージする人が多いように、ヨーグルトなどの発酵食品に含まれる乳酸菌は腸の大事なパートナーである。**乳酸菌は腸粘膜の免疫力を高め、強くて丈夫な粘**

膜作りには欠かせない。つまり、「神の手」の腸粘膜を守り、栄養素をしっかり吸収できる正常な状態に整えてくれる。

乳酸菌といえば植物性乳酸菌を使った商品に人気があるようだが、菌類の分類上では動物性も植物性も同じだそうだ。「植物性」と聞くと「ヘルシー」と思ってしまうものだが、どちらから乳酸菌を摂っても違いはない。

乳酸菌を取り入れるなら、みそ、しょうゆ、納豆、漬け物などの和食発酵食品のほかにはヨーグルトが食べやすい。もちろん砂糖や果物が入っていない無糖ヨーグルトを選び、朝食や小腹が空いた時用のおやつに食べる習慣を持つとよい。

基本的に乳酸菌は酸を作って腸の中を酸性にし、悪い菌が増えないようにしている。乳酸菌の働きを支えるのは２つの成分である。１つは乳酸菌の分泌物で、もう１つは乳酸菌の菌体物質である。

乳酸菌の分泌物は、菌の中の酵素を活性化し、増殖を促すと共に、腸内の悪玉菌の繁殖を抑えてくれる。これにより、腸内は乳酸菌を始めとする善玉菌で一杯になり、きれいになる。

ちなみにお酢は、酢酸菌の「分泌物」で、腐敗菌の増殖を抑える。

もう１つの成分は、菌体物質で、乳酸菌の細胞膜にあるアンテナのような物質（糖鎖）だ。菌体物質は腸のバイエル板という、免疫誘導装置を刺激し、免疫細胞を活性化する。バイエル板は外からはいってきたウイルスや細菌などを監視して、体内に入らないようにレーダーの役目を果たしている。全体の免疫細胞の70%は、腸管にあるため、バイエル板の働きが健康を左右する重要な鍵といえる。

そして、菌体物質は、腸の傷ついた細胞を修復する働きもあり、一石二鳥だ。

また乳酸菌は年齢とともに減っていくため、数を増やすことも大切だ。

もともと乳酸菌はヒトの腸内に棲《す》んでおり、ひとりひとり違う乳酸菌が棲んでいる。そのため食べた乳酸菌が腸内に無事届いたとしても、自分の腸内に棲んでいる乳酸菌に「部外者」として扱われて便として排泄されてしまうことがある。そこで乳酸菌を食べて補うとともに、自分の乳酸菌を増やす成分を取り入れる「自家培養」がおすすめだ。

発酵を専門とする小泉武夫氏によれば、乳酸菌にも合う、合わないがあり、それは血液型によって決まるらしい。赤血球の表面にある血液型物質（ABO式血液型）が、胃腸の中にいて、これに乳酸菌がくっついているという。A型にはA型の乳酸菌がつくという訳だ。合わない乳酸菌をとれば、体の調子が悪くなり、合う乳酸菌をとれば体の調子がよくなることで見極めがつく。

簡単に自家培養をしたい人は「乳酸菌生成エキス」をお勧めしたい。これは大豆を発酵させて、有効成分である乳酸菌の分泌物と菌体物質を分離抽出したものだ。

もう1つ自家培養をする方法は、食物繊維とオリゴ糖をセットでとることだ。この2つは乳酸菌のエサとなって、腸内の善玉菌を増やす。

食物繊維とオリゴ糖の2つを豊富に含む食材はゴボウだ。

食物繊維・オリゴ糖・乳酸菌の3つを同時にとるために、一番手っ取り早い方法としては市販の「青汁」がお勧めだ。ゴボウを料理する暇もなく、乳酸菌も砂糖入りの市販の乳酸菌飲料で済ませるような忙しいビジネスマンには青汁は便利な助っ人といえる。

そしてもうひとつ、**腸には食物繊維が欠かせない。**食物繊維は日本人に不足している成分のひとつで、「お通《つう》じ」がよくなる働きが有名だろう。しかし食物繊維がすごいのは便秘によいということだけではない。じつに多彩な作用から体を守ってくれているのだ。

食物繊維には水に溶ける水溶性と溶けない不溶性の2種類があり、それぞれ働きが異なる。

まず水溶性食物繊維は、食べたものの水分を吸収してゲル状になり、体にとって有害なミネラルをからめとって便として排泄させる働きがある。有害ミネラル（鉛、アルミニウムなど）は活性酸素を発生させて動脈硬化の原因となるため、水溶性食物繊維の働きが脳梗塞《のうこうそく》や心筋梗塞の予防にひと役かっている。また糖の吸収を緩やかにして血糖値の上昇を緩やかにしたり、コレステロールの吸収を抑《おさ》えたりする働きもある。

不溶性食物繊維は便をやわらかくしてかさを増やすことで、腸の蠕動《ぜんどう》運動を刺激してスルッとだすことができる。また腸内の善玉菌を増やして腸内環境を整える、発ガン物質などの有害物質の排出をうながすなどの働きもある。

バランスよく食べたら、次は体に有害なものを出さなくてはいけない。ぜひ「快食・快眠・快便」でありたい。しかもピカピカの腸粘膜を維持できると、内側から若々しく元気になってくる。きれいな腸をもっているということは「腸イケメン」になれるのだ。

〈食物繊維の種類〉
水溶性食物繊維——こんぶ、わかめ、さつまいも、かぼちゃ、プルーン、ごぼうなど
不溶性食物繊維——大豆、納豆、おから、枝豆、こんにゃく、玄米、ごぼう、きのこ類など

コラム

発酵食品のパワーに注目

和食には砂糖を多く使うという欠点はあるものの、注目すべきメリットがあるのを御存じだろうか。

しょうゆ、みそ、酢、みりんなどの調味料、ご飯のお供として日本の食卓の定番ともいえる漬物、納豆、塩辛、かつお節などの発酵食品である。

発酵食品には次の５つのパワーによって生活の中に定着してきた。

①味が良い。微生物の力によって、食品のでんぷんや糖、タンパク質を分解し、新たな「旨味」をつくりあげている。例えば、かつお節の旨みは、発酵によりタンパク質が分解されてできたアミノ酸とイノシン酸という成分が結びつくことによってできる。
②栄養価が高い。発酵の過程で発酵の働きにより、本来その食品になかった新しい栄養成分が生まれる。納豆やヨーグルトを作り出す納豆菌や乳酸菌は、アミノ酸やクエン酸、ビタミン類を増やす働きをもつ。知っている方も多いと思うが、血栓の形成を抑制して、血液をサラサラにする「ナットウキナーゼ」は、納豆菌による発酵の道程で生まれる酵素だ。最近では、味噌と糸引き納豆の抗酸化作用が着目されている。
③消化が良い。発酵食品は微生物の働きによって、ある程度消化された物になっているので、少ないエネルギーで消化できる。
④腸内環境を整える。発酵食品には乳酸菌や納豆菌を始めとする善玉菌が多く含まれている。
⑤長期保存が可能になる。発酵によって繁殖した微生物が腐敗菌を抑えて保存性をよくする。北海道、東北地方で冬場に作られる「飯寿司」や、川魚を塩と米で発酵させた「なれ寿司」などは、タンパク質食品を保存するために日本人の知恵から生まれた郷土食だ。

そんなパワーを持った発酵食品をぜひ毎日の食卓に取り入れてほしい。

腸と栄養の深い関係

腸から悪いミネラルを排泄させるには、鉄や亜鉛などのよいミネラルをたくさん摂ることもポイントとなる。腸は体内ミネラルの総量を一定にコントロールしており、よいミネラルが少ないと体に入れたくない悪いミネラルが吸収されてしまうからだ。

バランスをとるには、タンパク質をしっかり摂ろう。ミネラルはタンパク質とくっついて吸収・排せつされるため、運び屋であるタンパク質がなければよいミネラルと悪いミネラルを振り分ける働きが低下してしまう。

便利なことに肉や魚介類といったタンパク質には鉄や亜鉛が豊富に含まれている。よいミネラルと運び屋のタンパク質を同時に摂ることができるのだから、摂取を実践しない手はない。またビタミンCは有害ミネラルを排泄する強い働きを持っているので、野菜を付け合わせにすれば理想的なメニューとなる。ということは、なんと野菜から食物繊維も摂れることに！　このような「バランスのよい献立」をぜひ食べてほしい。

意外と多い男性の鉄不足

鉄不足と聞くと、息切れやめまいなどの症状がでる貧血の原因で、女性の病気と思っているのではないだろうか。貧血の発症は男女比からいえば女性に多いのだが、**心身の不調を感じている男性の中には鉄不足になっていることが意外に多い**。寝起きが悪い、午前中は頭が働かない、気力がでないなどの自覚症状があれば要注意。ご飯や麺類、パンなどばかり食べて肉や魚が不足しやすい〝草食系男子〟の悪い特徴なのだ。

寝起きの悪さと鉄不足が関係するのは、鉄が睡眠覚醒をコントロールするシステム中の酵素に関わっているためだ。

さらに血液の材料となるだけでなく、骨や皮膚、粘膜の代謝、コラーゲンの合成、免疫力、消化管の健康、筋肉の動きにも鉄が働いている。目の下のクマ、あごのニキビ、ハリのない肌というのは、目で見てわかる鉄不足のサインである。

また食生活の偏《かたよ》りのほか、次のようなことも鉄不足に関係している。

①ヘリコバクター・ピロリ菌に感染している

ヘリコバクター・ピロリ菌は、胃粘膜を萎縮させて栄養素の吸収を悪くする。生理で鉄を失わない男性が鉄不足の場合、ヘリコバクター・ピロリ菌の感染が疑われる。胃ガンのリスクでもあるため、早めに除菌したい。

②出血している

胃・十二指腸潰瘍、痔などにより知らず知らずのうちに出血が持続していると、鉄が不足する。

③激しい運動をしている

汗と一緒に鉄などのミネラルが体外に排泄されてしまう。

気になる方は、48ページのテストでもう一度チェックしてほしい。当てはまる部分があれば、食事と合わせてサプリメントで鉄を摂ろう。鉄は吸収されにくいミネラルのため、症状が強い場合はサプリメントを併用したほうが改善しやすい。サプリメントを選ぶときは、鉄の中でも吸収されやすい「ヘム鉄」を選ぶこと。また鉄はビタミンCと一緒に摂ると吸収率が高まるので、ヘム鉄とビタミンCのサプリメントをセットで摂る、レバーや牛肉、かつおなど鉄分が豊富な食材を食べるときは、レモンをしぼったり緑黄色野菜を組み合わせたりするなどの工夫がおすすめだ。

コラム

鉄は生命の起源

私が新日本製鐵株式会社君津製鐵所に講演に行った時、担当の永田俊介氏からこんな本をいただいた。

『鉄が地球温暖化を防ぐ』（畠山重篤／文藝春秋）という本である。

しかし、環境問題が専門でない私の目にはいったのは、帯に書かれた別の文字だった。

「森と海のキューピッドは鉄だった」「すべての生物は鉄なしには生きていけない」

私は医者だから、人間が鉄なしに生きていけないことはよくわかっており、その重要性はこれまでさんざん書いてきた。しかし、この本は人間という一つの種の話ではない。宇宙レベル、地球規模で鉄は必要不可欠な金属であるという話だ。

実は地球を構成する物質で最も多いのは鉄で、存在量は32〜40％と推測されている。地球はまさに〝鉄の惑星〟なのだ。

約46億年前地球が誕生し、その後地表が冷えて酸性雨が降った時に海も出現した。その海水は強い酸性だったため、酸に溶けやすい鉄は海に溶け込んでいった。

地球上で初めて細胞をもった生物が海中に誕生したのは約40億年前。その生物は海水中にあった鉄を利用してエネルギーを生み出すしくみに進化していった。

海に住む植物プランクトンや海藻は海水中の窒素やリン、ケイ素を養分とするが、それを取り込んで利用するのに鉄を必要とする。さらにこれらの生物が光合成する時に不可欠な葉緑素の生成にも鉄の助けが必要である。

つまり、鉄がなければどんなに栄養分があっても、植物プランクトンや海藻は育たないばかりか、それを食べる動物性プランクトンも小魚も大きな魚もカキや帆立、アワビなどの貝類もウニも育たない。食物連鎖が底辺から成り立たないのだ。

ならば常に海の中に鉄がいっぱいになり、食物が十分採れるためには何が必要なのか。それは〝森〟である。

土壌や岩石の中には酸化鉄という形で鉄が含まれているが、そのままでは水に溶けない。ところが森の木の葉が落ちて堆積し、それを土中のバクテリアが分解してできたフルボ酸という物質が鉄と結合してフルボ酸鉄になると、これは水に溶けて植物性プランクトンや海藻に取り込まれ、育つ。つまり、豊饒な海となり、たくさんの生物が住める。

だから、鉄は〝森と海のキューピッド〟であり、〝森は海の恋人〟なのだ。

同じ様に〝男と女のキューピッド〟も鉄だ。

女は自分自身が宇宙だ。遺伝子をもらって自分自身の中でそれを育てる。だから自分自身を守る。そのためには鉄が必要だ。男は遺伝子を残したら、その遺伝子が成長していくために必要な環境としての宇宙を守る。そのためにも鉄が必要だ。鉄はこの宇宙において生命の起源なのである。

効果は後からついてくる

食べ方を変えてから、効果を実感できるまである程度の時間がかかるものだ。クリニックで栄養療法を受けている患者さんにも「効果がでるまで、気長に続けていきましょう」と説明をしているのだが、ほとんどの人がやった分だけすぐよくなると思ってしまう。ところが一般的な薬と違って栄養素の効果はその人がどれだけ枯渇しているのか、どれだけ消費するかなど様々な要素が関係してくるので、効果がすぐにあらわれない場合がある。もちろんナイアシンを飲み始めて2日目から急に気力が上がったり、プロテインパウダーを飲んで3日目から俄然パワフルになったという人もいる。

しかしすぐ効果がでないからといって、諦《あきら》めてはいけない。毎日続けていれば確実に脳と身体の栄養状態が最適なレベルになるよう、一歩ずつ上がっていく。効果を実感できないのは、今はまだ上がっている途中なのだ。しかもそれは直線で上がってこない。図表21のようにゆるやかなカーブを描いており、諦めずに続けていれば、あるときからグンと上がってくるのだ。

私たちは自分が勝手に想定している成果がなかなかでないと、そのギャップに負けて諦めてしまうときがある。これは栄養に限らず勉強や仕事、習い事、スポーツなどいろいろな状況にいえることだが、諦めずに根気よく続けていれば、いずれ結果が追いついてくる。しかし食の改善をやめてしまえば、登りかけた山を滑り落ちるように栄養のレベルは下がってしまうだろう。これは人生の考え方のひとつ、「成功曲線」と呼ばれるもので、栄養療法の効果にも同じことがいえる。

そして栄養素の効果も同じような反応曲線を描いている。**最初はなかなか血液データの数値が上がってこないのだが、体内で効果がでる濃度に達したときに急に上がりはじめる**のだ。さらに大切なのが、上がりはじめたとしても「もう大丈夫」と自己判断してやめないこと。せっかく最適な状態に戻りつつあるのに栄養素の補給がストップしてしまえば、仕事が忙しくなったりストレスが増えたりしたときに、栄養素が一気に消費されてまた足りなくなってしまうからだ。こういうときに風邪をひくなど、体調を壊すことになる。

上がりはじめた状態から最適な状態（分子整合栄養医学では「至適量」という）まで達して横ばいになれば、自分の栄養状態は車のガソリンでいうところの「満タン」だ。ここまでくれば足りない分を補う食べ方から、使った分を補う食べ方にスイッチすればいい。当然、以前と比べると格段に脳と身体は絶好調になり、少しくらい無理をしてもその後バランスよく食べて休息をと

図表21　栄養の効果を実感するまでの道のり

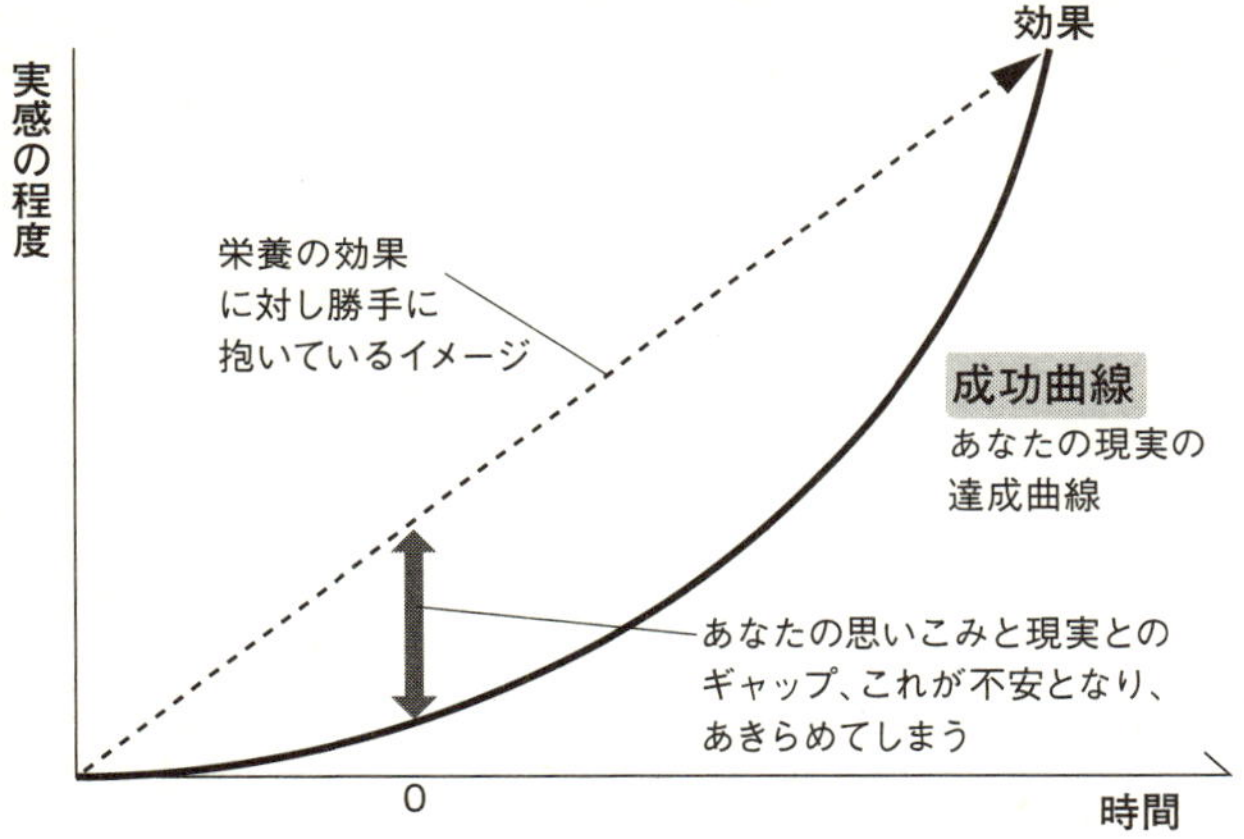

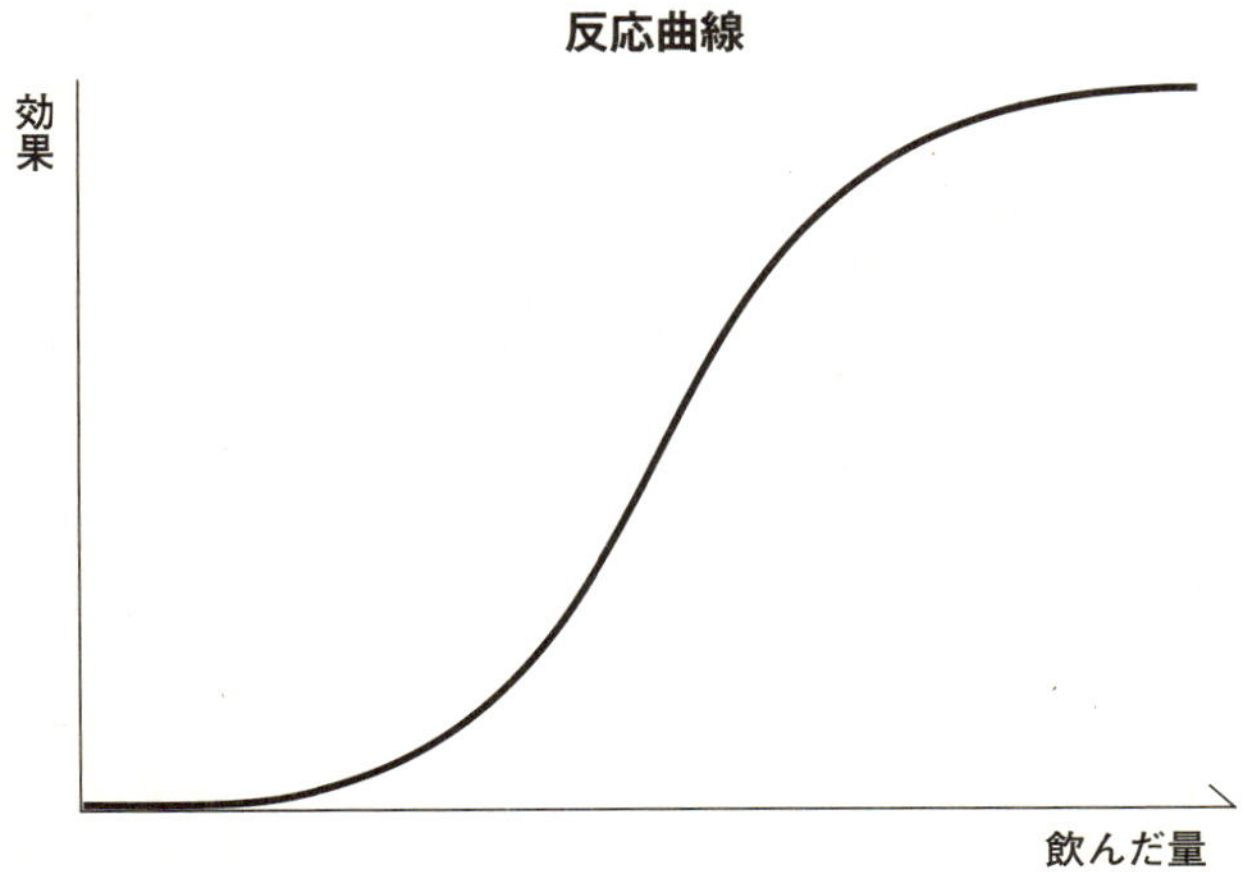

れば、また「満タン」に戻せるようになる。ガス欠になりそうになってあわてて給油するのではなく、こまめに給油するという考え方でいくのだ。

栄養素は使う以上に摂らないと体調を維持できないので、常によい状態をキープできる食生活を続けて「栄養の貯金」をはじめたい。栄養療法を行っている医療機関で血液検査を受けると、自分の栄養貯金残高がどのくらいあるのか正確に知ることができ、医師と栄養貯金を増やす計画を立てることができる。

成功を呼ぶ5つの食習慣

栄養の貯金がたまってくれば脳と身体の充実度が増し、新しいアイデアが浮かんだりフットワークが軽くなったりビジネスチャンスがどんどん広がっていくはずだ。やる気や集中力も高まり、常によいパフォーマンスができるようになるだろう。そして「できた！」という成功体験がさらに自信を高めて、まるで上昇気流にのるように成功ループの好循環のなかに入っていく。

ここであらためて、ビジネスマンがおさえておきたい成功につながる食のポイントをまとめた。まずは自分の食習慣のなかで取り組みやすい項目から、実践してみよう！

1　タンパク質をしっかり摂る

タンパク質は脳の働きに欠かせない栄養素。脳の乾燥重量の40％はタンパク質でできており、脳をはじめ骨、皮膚、爪、血液、内臓をつくり、ホルモンや酵素、核酸（ＤＮＡ・ＲＮＡ）の材料となる。心身の基盤となるタンパク質をメインディッシュにしよう。

２　脳に必要なよい脂質を摂る

脂質は脳に約50％含まれ、頭の回転を速くする潤滑油の役割を持っている。脳の働きに必要となるよい油（不飽和脂肪酸）を摂って、柔軟な頭脳を育てよう。

３　精製された糖質を控える

吸収されやすい精製された糖質を食べすぎると、低血糖症になったり、内臓脂肪が蓄積して生活習慣病を招く。また腸粘膜の健康にも影響を与え、脳に必要なビタミンを浪費することにも。白米や麺類などの炭水化物のほか、清涼飲料水やスイーツ、スナック類の食べすぎに注意すること。

４　活性酸素を消去する

細胞を傷つける活性酸素は、速やかに消去すること。ビタミンＡ、Ｃ、Ｅなど抗酸化物質をこまめに摂り、活性酸素の原因となる糖質の過剰摂取をおさえよう。

５　腸内環境を整える

摂った栄養素をしっかり吸収するには、腸粘膜の健康がポイントだ。乳酸菌を摂って腸内細菌を増やす、食物繊維で腸内環境を整えるなど腸の健康づくりも忘れずに。

食べ方ひとつで人生が変わる

脳と体に必要な栄養素を摂り余分なものは出すということは、新陳代謝によって常にフレッシュな細胞が生まれ、体中の細胞がスムーズに生まれ変わっていくということ。医学的な話になると、入れ替わりが早い消化管粘膜の細胞なら3日、肌や脳細胞は28日で生まれ変わり、髪の毛は1日約0・5ミリ伸びている。新しい細胞が生まれれば、新しいネットワークが構築されて機能することになる。つまり以前とは違う「新しい自分」になるのだ。

とくに変化が大きいのは、新しい脳細胞が機能することにある。**脳細胞がフレッシュになれば当然、ものの考え方や見方が変わって受け止め方も変化する。**いままで悩んでいたことも「これくらいなら大丈夫だ」と切り換えられるようになったり、解決策がひらめいたりする瞬間がやってくる。その時、世界の見え方は変わる。

これは仕事上、あなたに大きな変化をもたらす。思考が柔軟になってオプションが増え、やる気満々のあなた自身からは幸せオーラがあふれだしてくる。そうなれば、仲間が自然と集まるようになり、新しい出会いや発見など可能性が無限に広がっていくだろう。

心理学の考えのなかに「行動はその動機を強化する」という言葉がある。あなたが前向きな考え方になると、それが物事をプラスに持っていこうとする行動力へとつながっていくようになる。その結果仕事がうまくいけば、達成感を覚えるので快感物質のドーパミンが分泌されて、またさらに新しい仕事への動機が高まる。これが成功ループの上昇スパイラルだ。

これらすべてに関わっているのが栄養素の働きだ。ドーパミンを出すためにも原料となる栄養素が必要であり、たくさんある情報のなかからビジネスチャンスをみつけてキャッチできるかどうかも栄養素にかかっているのだ。

スポーツの世界では「同じトレーニング量なら、最後の1秒、最後の1センチの差をもたらすのは栄養である」というアメリカのオリンピックトレーナーの言葉がある。これは今やすでに常識である。

食べ方を変えただけで、本当に人生が変わった男性が私の患者さんの中にいるのでご紹介したい。

彼は30代のときに仕事のストレスから体調を崩してしまい、それでも無理をして働き続けた結果、抗うつ薬と抗不安薬、整腸剤など薬がなければ会社に行けない状態になってしまった。薬で一時的によくなったものの、新しいプロジェクトをまかされたときに状態が悪化。出社拒否症になってしまい、栄養療法を勧めることにした。

血液検査の結果、彼に不足していた栄養素はおもにビタミンB群で、エネルギー産生ができていないことが判明した。そこで食事の改善とサプリメントで補ったところ、彼の場合は2日目に変化が訪れたのだ。

「目の前の霧が晴れたような気分になって、今までずっとガソリンが切れたまま働いていたことに気づきました」と彼はびっくりした顔でにこやかに話してくれた。自分のレベルはここが限界と諦めていたけれど、もっとやれるという実感とパワーがわいてきたという。その後彼はどんどんステップアップしていき、次の可能性に向けて転職に成功した。

彼の治療に私は魔法なんて使ってはいない。成功へと導く手助けをしたのは、栄養素なのだ。信じられないかもしれないが、栄養素には人生大逆転の希望がある。そしてそのミラクルを現実のものにすることは、いたって簡単だ。食べもの、食べ方を少し変えればいいだけなのだ。

うそだと思ったら、今日から試してみてほしい。1ヵ月後には、何らかの変化があるはずだ。1ヵ月後のあなたに会うのを今から楽しみにしている。

あとがき

ほんの6年前まで、私も普通の食事をしていた。もともと肉や魚は大好きだったが、主食の白米もパンも、麺類も食べていた。お腹がすけば、甘いお菓子も食べていた。

しかし、6年前、分子整合栄養医学と出会い、摂った栄養がどれだけ脳や身体に影響するかを学び、低血糖症の怖さを知り、考えを一変させた。

それからというもの、糖質の摂取量を徐々に減らしていき、4年前から自ら砂糖を摂ることをやめた。甘い物も食べなくなった。そして、タンパク質を増やし、野菜も今まで通りたくさん食べることにした。するとどうだろう、もう甘いものを食べようという気が起こらなくなった。料理にはいっている甘味にも敏感になった。

その結果何が起きたか。まず、夕方の吸いこまれるような眠気はなくなった。以前は食事をすると、ダレた感じになって頭も体も動きが鈍くなったが、今は食事をしてもすぐ動けるようになったし、疲労も以前よりは早くとれるようになった。さらに体重、体脂肪率が減った。

そして今、栄養療法を治療に導入してから、日々診ている患者さんたちの変容ぶりに驚いている。いつもいつもネガティブな同じフレーズを繰り返していた患者さんが、ある時から急にポジティブな話をするようになったり、会社の悪口ばかり言って休みがちだった人が、急に営業成績が上がったり、転職を繰り返していた人が、一つの会社に腰をすえるようになったり……。

その時、私は確信した。人間の心（脳）と身体は本当に栄養で成り立っているのだと。ならば、その人にとって最適な栄養の摂り方がわかれば、その人の本来持っている潜在能力が引き出され、十分に才能を発揮でき、その人にとって幸せな人生が実現できるのではないだろうかと考えた。

「食べたいものを食べていれば健康よ」と言う人がいるが、私は現代人にはそれは当てはまらないと思う。なぜならば、現代人は既にやせた土壌で作られた作物を食べ、更に加工されたものばかり口に入れているので、正常な体の感覚を失っているからだ。だから、知らない間に病気になっている。ここで1回食事を見直して、自分の体の最適レベルを知ると、少し体の調子が悪くなった時にも、微調整を行い、また最適レベルにもっていくことができる。そうすれば、大きな病気になることはない。そこまで体が正常化すれば、その時食べたい物を食べていても、健康でいられるだろう。

人は誰でも自分の愛する人の元気な姿を見たいものだ。あなたの周りにいるあなたを愛する人たちは、みんなあなたの健康を願っている。人は一人で生きているのではないのだから、その人たちのためにも自分の食べる物や、健康にもっと気を遣ってほしい。

そして、ぜひカズやイチローのように、ダイナミックに生きてほしい。

ただし、一つだけ注意してほしい事がある。これは栄養療法の欠点でもある。それは、元気になりすぎて、今まで以上に仕事をやりすぎてしまうことだ。それでなくても心療内科に来る患者さんは、頑張りすぎの人が多い。体がストップをかけてパフォーマンスを落とした分、治療後にそれを取り戻そうとして、はりきりすぎて、また悪くなることがある。オーバーホールして正常化したのだから、それを維持してほしい。「バリバリ」働くのは構わないが、せめて「バリバリ」くらいにして、睡眠や休養まで削って、「バリバリバリバリ」働くのはやめてほしい。ダイナミックに生きるためにはバランスも大切にしてほしいと、心療内科医としては願うのである。

最後にこの本を執筆するにあたり、協力して下さった多くの方々に感謝の意を表したい。

私に分子整合栄養医学の門戸を開き、その無尽蔵の知識と経験を正しく伝えて下さる分子整合栄養医学協会の金子雅俊先生、鶴純明先生、内野英香先生。毎年、数多くのセミナーで新しい知識を与えて下さる新宿溝口クリニックの溝口徹先生、定真理子さん、齋藤雄介さん。この治療法をよく理解し、取り組んで下さる多くの患者さん。私をサポートしてくれるひめのともみクリニック及びオフィスひめののスタッフ。

そして、悩める多くの日本のビジネスマンを救いたいという意図から、この本を企画して下さった講談社の庄山陽子さん、編集に協力して下さった佐藤未知子さんにあらためて感謝したい。

参考図書

『心療内科に行く前に食事を変えなさい―疲れた心に効く食べ物・食べ方―』姫野友美／青春出版社
『カイチュウ博士と発酵仮面の「腸」健康法』藤田紘一郎・小泉武夫／中経出版
『Number　770号　アスリート最強の食卓』文藝春秋
『からだに効く　栄養成分バイブル』監修 中村丁次／主婦と生活社
『脳から「うつ」が消える食事』溝口徹／青春出版社
『「うつ」は食べ物が原因だった！』溝口徹／青春出版社
『「脳の栄養不足」が老化を早める！』溝口徹／青春出版社
『主食を抜けば糖尿病は良くなる！』江部康二／東洋経済新報社
『鉄が地球温暖化を防ぐ』畠山重篤／文藝春秋
『鉄理論＝地球と生命の奇跡』矢田浩／講談社現代新書
『チームで撲滅！メタボリックシンドローム』監修 島津章／診断と治療社

参考サイト

糖質制限ドットコム　http://www.toushitsuseigen.com/
オーソモレキュラー療法研究会　http://www.orthomolecular.jp/
管理栄養士のローカーボ・キッチン　http://web.mac.com/concordia1/
NPO法人糖質制限食ネット・リボーン　http://reborn.prj.cc/npo/
e-mail：reborn@big.or.jp　TEL/FAX：03-3388-5428

糖質制限食のフルコースを味わえるレストラン

Botanicaボタニカ　http://www.danddlondon.jp/botanica/
TEL：03-5413-3282
Celeste　チェレステ　http://www.aso-net.jp/celeste-nihonbashi/
二子玉川店　TEL：03-5797-3380／日本橋店　TEL：03-3243-1820

●著者おすすめ商品●

乳酸菌生成エキス「ラクティス」／B＆Sコーポレーション
乳酸菌で発酵させた食物繊維「大豆の美センイ」
／B＆Sコーポレーション　http://bandscorp.jp/products/
おいしく食物繊維がとれる「緑効青汁」／アサヒ緑健
http://003003.jp/item/ryokukou_01.html
ラカンカエキス「ラカントS」／サラヤ
http://www.lakanto.jp/products/

姫野友美

静岡県に生まれる。東京医科歯科大学卒業。心療内科医、医学博士。日本薬科大学漢方薬学科教授。現在、ひめのともみクリニック院長として診察を行なうかたわら、テレビ東京系「主治医が見つかる診療所」、「たけしのニッポンのミカタ」、TBS系「カラダのキモチ」、TBSラジオ「生島ヒロシのおはよう一直線」などコメンテーターとしても活躍している。

著書には『女はなぜ突然怒り出すのか?』(角川書店)、『疲れがなかなかとれないのは「脳」が原因だった』『心療内科に行く前に食事を変えなさい』(以上、青春出版社)などがある。

講談社+α《プラスアルファ》新書 550-1 C

成功《せいこう》する人《ひと》は缶《かん》コーヒーを飲《の》まない
「すべてがうまく回りだす」黄金の食習慣

姫野友美《ひめのともみ》 ©Tomomi Himeno 2011

2011年 4 月20日第 1 刷発行
2011年10月17日第10刷発行

発行者――――鈴木 哲
発行所――――株式会社 講談社
東京都文京区音羽2-12-21 〒112-8001
電話 出版部(03)5395-3532
販売部(03)5395-5817
業務部(03)5395-3615

デザイン――――鈴木成一デザイン室
カバー印刷――――共同印刷株式会社
印刷――――慶昌堂印刷株式会社
製本――――牧製本印刷株式会社

定価はカバーに表示してあります。

落丁本·乱丁本は購入書店名を明記のうえ、小社業務部あてにお送りください。

送料は小社負担にてお取り替えします。

なお、この本の内容についてのお問い合わせは生活文化第三出版部あてにお願いいたします。

Printed in Japan
ISBN978-4-06-272701-3

講談社+α新書

成功した人はみんな「受験ワザ」を使っている　小澤　淳
ビジネスから冠婚葬祭まで、大人の生活を実りあるものに変える方法は「昔覚えた」アレだった！　838円 520-1 C

日本の花火はなぜ世界一なのか？　泉谷玄作
6・5秒に6回変色！　動体視力の限界を超えて、日本の花火はどこまで進化をとげるのか!?　1000円 521-1 C

いくつになっても美しくいられる秘訣　大内順子
夫の看病、有料老人ホーム入居を経て仕事を再開した著者の70代を美しく元気で生きるコツ！　838円 522-1 A

その「がん宣告」を疑え　病理医だから見分けるグレーゾーン　福嶋敬宜
がんの見落とし、誤診による無意味な手術……。本物か否かの診断を下す「病理医」が足りない　838円 523-1 B

「裏」を見通す技術　勝ちたいあなたに捧げる刑事の「㊙情報収集法」　飯田裕久
犯人逮捕の秘訣とビジネスの勝利は直結する！元捜査一課刑事が初めて明かす、捜査の真髄!!　838円 524-1 C

東條英機の中の仏教と神道　人はいかにして死を受け入れるのか　東條由布子　福冨健一
死を待つ独房の中で初めて悟った人生の意義！巣鴨拘置所で激しく懊悩し到達した境地とは!?　838円 525-1 A

ラテンに学ぶ幸せな生き方　八木啓代
「おめでたい」とも思えるラテンの人々の生き方に、逼塞した日本を救うヒントがある！　838円 526-1 A

逆境が男の「器」を磨く　ドン小西
辛口ファッションチェックで知られる男に隠された壮絶なる半生。壁をブチ破る毒舌人生指南　838円 527-1 A

庶民に愛された地獄信仰の謎　小野小町は奪衣婆になったのか　中野　純
別府、箱根、京都など、日本中に遺る地獄文化の妙！「あの世」は「この世」よりおもしろい　838円 528-1 D

人生の大義　社会と会社の両方で成功する生き方　北尾吉孝　夏野　剛
ネットビジネスの巨人達が示す大成功の新法則。IT時代だからこそ可能になった新しい生き方　838円 529-1 C

iPadでつくる「究極の電子書斎」　蔵書はすべてデジタル化しなさい！　皆神龍太郎
蔵書1万冊をデジタル化した著者が伝授する、iPadを読書端末として使い倒す技術！　838円 531-1 C

表示価格はすべて本体価格（税別）です。本体価格は変更することがあります

講談社+α新書

死ぬまで安心な有料老人ホームの選び方 子も親も「老活!」時代
中村寿美子
人生最後の大きな買い物となる老後の住まい。老い支度のチャンスを逃さず安心を摑め!
838円 544-1 D

コスト削減の罠
村井哲之
なぜ会社のコスト削減は失敗するか。3つの罠を回避し売上減でも利益UPを実現する極意!
838円 545-1 C

半値になっても儲かる「つみたて投資」
星野泰平
さらば値下がりの恐怖。「いつ何を買う」はもう考えなくていい。年金不安に備える安心投資法
838円 546-1 C

新型インフルエンザの「正体」
根路銘国昭
ワクチン効果なく、アルコール消毒もダメで空間消毒を。第一人者が説く本当の情報と予防法
838円 547-1 B

賢い芸人が焼き肉屋を始める理由 投資嫌いのための「和風」資産形成入門
岡本和久
働くことは最強の資産運用! 日本人の性質・特徴を生かして確実に殖やす反常識の成功法則
838円 548-1 C

「病院」がトヨタを超える日 医療は日本を救う輸出産業になる!
北原茂実
東京・八王子で「病気にならない街づくり」を実践。医療の輸出産業化をめざす医師の挑戦!
838円 549-1 C

英語が社内公用語になっても怖くない グローバルイングリッシュ宣言!
船川淳志
英語が母語でないのがグローバルビジネスの現実。英語嫌いを乗り越え世界で戦う実践指南書
838円 551-1 C

コレステロール値が高いほうがずっと長生きできる
浜崎智仁
間違いだらけの「健康神話」をくつがえす新基準。2「学会」間の大論争を巻き起こした衝撃の書!
838円 552-1 B

反転する世界を読む技術 ぼくの超投資勉強法
松藤民輔
サブプライムショックに始まる金融危機の到来をなぜ予見できたか? 異端の方法を大公開!!
838円 553-1 C

日本ハムに学ぶ **勝てる組織づくりの教科書**
岡田友輔
ダルビッシュが抜けてもファイターズは弱くならない。セイバーメトリクス式最強のチーム論
876円 554-1 C

名字でわかる 日本人の履歴書 なぜ東日本は「佐藤」「鈴木」が、西日本は「田中」「山本」が席巻したのか
森岡浩
東西で異なる名字分布の理由とは? 日本人全体の足跡が、十数万の名字の追跡から蘇る!
838円 556-1 C

表示価格はすべて本体価格(税別)です。本体価格は変更することがあります